中医药文化启蒙教育系列教材

黄帝内经简明读本

主　审　毛春燕

主　编　王凤丽

副主编　杨　频　欧阳斌

编　委　（以姓氏笔画为序）

　　　　王允娜　牛彦辉　刘　轩　寇　宁

中国中医药出版社
·北京·

图书在版编目（CIP）数据

黄帝内经简明读本 / 王凤丽主编 . —北京：中国
中医药出版社，2020.6
中医药文化启蒙教育系列教材
ISBN 978-7-5132-6106-7

Ⅰ . ①黄… Ⅱ . ①王… Ⅲ . ①《内经》—青少年读物
Ⅳ . ① R221-49

中国版本图书馆 CIP 数据核字（2020）第 008308 号

中国中医药出版社出版

北京经济技术开发区科创十三街 31 号院二区 8 号楼
邮政编码　100176
传真　010-64405750
河北新华第二印刷有限责任公司印刷
各地新华书店经销

开本 710×1000　1/16　印张 8　字数 127 千字
2020 年 6 月第 1 版　2020 年 6 月第 1 次印刷
书号　ISBN 978 – 7 – 5132 – 6106 – 7

定价　59.00 元
网址　www.cptcm.com

社 长 热 线　010-64405720
购 书 热 线　010-89535836
微 权 打 假　010-64405753

微信服务号　zgzyycbs
微商城网址　https://kdt.im/LIdUGr
官 方 微 博　http://e.weibo.com/cptcm
天猫旗舰店网址　https://zgzyycbs.tmall.com

如有印装质量问题请与本社出版部联系（010-64405510）

序

　　甘肃省是"中华医学之祖"岐伯、"针灸鼻祖"皇甫谧的故里，敦煌医学和武威汉代医简蜚声中外。甘肃省中药材资源丰富，当归、黄芪、党参、大黄、甘草等品种著称全国，全省中药材种植面积居全国第一位。多年来，甘肃省根据经济欠发达和中医药资源丰富的省情，大力发展中医药，出台了一系列扶持和促进中医药发展的政策和措施，积极开展"西学中"，在综合医院拓展中医药服务，在社区和乡村推广普及中医药，让百姓在家门口就能看上中医，且享受到中医药花费少，甚至全额报销的优惠政策，让农民不再"望医兴叹"。

　　随着甘肃省中医药事业的全面发展，中小学开展了"中医药文化启蒙教育综合实践活动"。《中医药文化启蒙教育系列教材》就是"中医药文化启蒙教育综合实践活动"的配套教材。它集中展示了中医药悠久的历史、科学的理论、独特的方法和良好的疗效，让少年儿童及大众通过"读故事、背歌诀、猜谜语、看标本、学知识、写作文"等形式，了解中医药在维护人民健康、弘扬优秀传统文化等方面的重要地位和作用，使其了解中医、认识中医、热爱中医，为中医药发展、弘扬民族文化营造良好的社会环境。

　　本系列教材有《中医中药少儿读本》《中医名医少儿读本》《中药汤头歌诀少儿诵读本》等少儿读本，以及适合于大众的《黄帝内经简明读本》和《伤寒论简明读本》。该系列教材主题鲜明突出，插图精致优美，内容深入浅出，趣味性强，寓教于乐，是一套精美生动的科普读物。希望本系列教材有助于丰富大众的健康知识体系，让他们在了解中医、认识中医的过程中收获乐趣。

政协甘肃省委员会提案委员会主任
中华中医药学会副会长　刘维忠

2019 年 5 月 15 日

前　言

　　《黄帝内经》是我国中医学四大经典著作（《黄帝内经》《伤寒论》《金匮要略》《温病条辨》）之一，也是第一部冠以中华民族先祖黄帝之名的传世巨著之一，是我国医学宝库中现存成书最早的一部医学典籍，也是我国第一部养生宝典与第一部生命智慧百科全书。两千多年来，它被认为是东方传统医学的源头，系统地总结了古代中医全方面的经验和智慧，阐明了人体生命和宇宙生命相应的规律，以阴阳调和、四时顺养等养生理论，对中国人的健康养生作出了不可磨灭的贡献，被历代医学家视为"医家之宗"。

　　传统需要珍视，经典需要回归。根据《中医药发展战略规划纲要（2016—2030年）》的相关精神，我们编写了《中医药文化启蒙教育系列教材——黄帝内经简明读本》，通过自然篇、生理篇和养生篇，向大众展示《黄帝内经》所阐述的天地阴阳变化的规律，顺从阴阳消长和适应四时变迁的人体正常生理功能，以及阴阳调和、四时顺养的养生理论，将趣味性、知识性融于一体，在潜移默化中帮助大众了解中医、认识中医、热爱中医、运用中医。

　　本读本由三个模块构成。第一模块为《黄帝内经》的原文节选，指导大众熟读经典原文；第二模块是对原文的解读，指导大众理解、记忆原文的要义；第三模块是通过"问题解惑"和"案例分析"启发大众思考自然、生理和养生的相关问题，以增强读者认识中医、学习中医的兴趣。

　　本读本图文并茂，形式活泼，寓教于乐。

　　编写过程中，我们查阅了大量的文献资料，并广泛征求中学教师及中医药专家的意见，几易其稿，逐步完善了相关内容及形式。

　　为了探寻中医药文化启蒙教育教材的特色，我们在编写思路、内容和形式上进行了改革与创新。限于学识，不足之处敬请专家、同行及读者提出，以便再版时修订提高。

王凤丽

2020 年 5 月 10 日

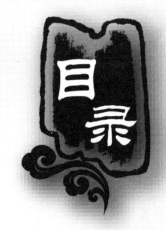

目录

岐黄论道

黄帝（公元前2717—公元前2599），姓公孙，出生于轩辕之丘，故名号轩辕（天鼋）氏，在姬水生长成人，所以又以姬为姓，后来在有熊（今河南新郑）建立国家，故又称有熊氏，葬于陕西桥山（黄陵县）。他以土德为王，土是黄色，所以叫黄帝。

黄帝为担负起安定天下的责任，与蚩尤大战于涿鹿，终擒蚩尤而诛之，后又平炎帝乱，被诸侯尊为天子，确立了天下共主的地位。相传尧、舜、禹、汤等均是他的后裔，因此黄帝被奉为中华民族的始祖，亦是中国历史传说中的五帝之首。

黄帝在位时间很久，在位时国势强盛，政治安定，文化进步，有许多发明和创造。黄帝发明了宫室，也就是盖房子；还发明了车船、衣服；他的大臣仓颉创造了文字；大臣风后发明了指南车；他的夫人螺祖养蚕造丝，于是有了丝织品等。相传黄帝亦通晓医术，《黄帝内经》这部伟大的医书据说就是黄帝所作，但实际上是后人假托黄帝之名的作品。不过，这多少也反映了黄帝时代医学发展水平及当时人们对医术的认识。

《黄帝内经》里有人在黄帝问话后回答问题，他就是岐伯。岐伯是我国远古时代最著名的医生，由于

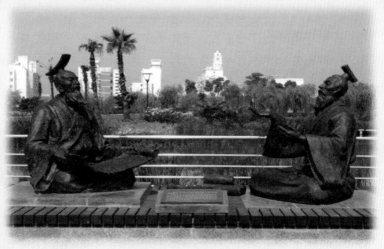

是传说，关于他的籍贯有不同的说法。一般认为，岐伯家居岐山（今陕西省岐山）一带。而新近也有资料表明，岐伯为甘肃省庆阳县人。

岐伯从小善于思考，有远大的志向，喜欢观察日月星辰、风土寒暑、山川草木等自然界的事物和现

象，还懂音乐，会做乐器，能测量日影，才智过人。见许多百姓死于疾病，他便立志学医，四处寻访良师益友，精于医术脉理，遂成为名震一时的医生。

黄帝在统一天下之后，就"问道于岐伯"。黄帝将岐伯尊称为"岐天师"，共同讨论执政之道和养生主旨，关系非常融洽。他们二人对医术的讨论，就被记录在《黄帝内经》里，成为中医最早的古籍，故中医学又被称为"岐黄之术"。

这一天，春和景明，风和日丽，黄帝与岐伯来到一座山上。只见这里松柏长青，飞瀑流垂，草长莺飞，溪水潺潺，一派生机盎然景象。君臣二人坐在一个石台上，共论长寿之道。黄帝问岐伯道："听说上古时代的人，都能够年过百岁，还没有衰老的现象；但现在的人，年龄到了五十岁，动作就显出衰老。这是因为环境不同，还是因为不注重养生之法的缘故呢？"岐伯回答说："上古之人，大都懂得养生的道理，他们效法阴阳（自然），明白术数（变化），饮食有一定的节制，作息有一定的规律，能够做到形体与精神两相称合，让身体正气长存，因此能够活过百岁才死去。而现在的人就不是这样了，他们把酒当水饮，好逸恶劳，放纵色情，不注重养生保健，严重违反了天地运行的规

律，因此导致寿命不能长久。"黄帝又问："作为大夫，如果有病再去治和提前预防，这二者哪个更重要些呢？"岐伯说："好的大夫应该把重点放在预防上，而不应该放在有病才去医治上。否则，要付出成倍的代价不说，效果也不一定理想。"黄帝听了，对岐伯大为褒奖，连声夸奖道："睿智睿智！我今天算是很有收获了。"

这以后，黄帝就按照"上古之人"的做法去践行，衣食住行适应自然界变化，生活起居有规律，饮食注意节制，经常锻炼身体，注重心理调适，远离酒色，勤政爱民，深受民众拥戴，活到了120岁的高龄。

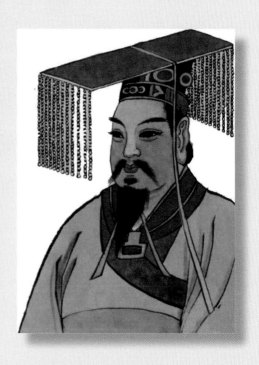

中医药文化启蒙教育系列教材·黄帝内经简明读本

《黄帝内经》概述

《黄帝内经》是我国的国学瑰宝，是最早的中医巨著，是中医养生学之源。

《黄帝内经》分为上下两部，上部称为《素问》，下部称为《灵枢》。一共有162篇，《素问》《灵枢》各81篇。《素问》的"素"是指素质，也就是人的体质，《素问》是指对生命的体质、生命的本质、生命的本原进行探讨、研究。《灵枢》的"灵"是神灵，"枢"是枢纽、关键。《灵枢》意思就是神灵的关键，生命的枢纽。多数人认为，《黄帝内经》成书于战国时期，这个时期正是世界文化的轴心期（公元前500年左右），是世界各民族文化的高峰期，各民族不朽的经典大多是这个时期形成的。

《黄帝内经》作为一部开启医学之源的书，是对于人类的关注之思，是对于人类的哲学表达。当我们穿越五千年的时光隧道，走进《黄帝内经》的神妙世界，会发现它创造了多个第一。

1.《黄帝内经》是第一部中医理论宝典。它是我国现存最早的一部医学经典著作，是祖国文化遗产中珍贵的一部分，它构建了中医学理论体系，为中医学的发展奠定了基础。

2.《黄帝内经》是第一部养生宝典。《黄帝内经》全面论述了中医学的思维方法、人与自然的关系、人体的生理病理及疾病的诊断防治等。它讲了怎样治病，更重要的是怎样不得病，怎样使我们在不吃药的情况下就能够健康、长寿。这是《黄帝内经》非常重要的"治未病"思想："不治已病治未病，不治已乱治未乱。"不是去治疗已经得了的病，而要在没有得病之前，就让人不得病。这种思想具有非常重要的意义。

3.《黄帝内经》是关于医德、医术的第一本书。医德，堪称为医者之本。为医者，德需仁，术必精。《黄帝内经》在两千年前就为我们提出了医生医德的基本要求——"是以诊有大方，坐起有常，出入有行，以转神明，必清必静，上观下观"，即要求医生诊病要态度端正；医生要以病人为核心，务求医患关系的密切配合——"病为本，工为标，标本不得，邪气不服"（《素问·汤液醪醴论》）；"持脉有道，虚静为保"（《素问·汤液醪醴论》），诊病头脑亦须清净。《黄帝内经》认为医者要熟练掌握医术，诊断要四诊合参，强调全面、系统诊察，这样才能把握疾病本质。如医生要"合而察之，切而验之，见而得之，若清水明镜之不失其形也""远者司外揣内，近者司

内揣外"（《灵枢·外揣》），又《素问·阴阳应象大论》"以我知彼，以表知里，以观过与不及之理，见微得过，用之不殆"等。

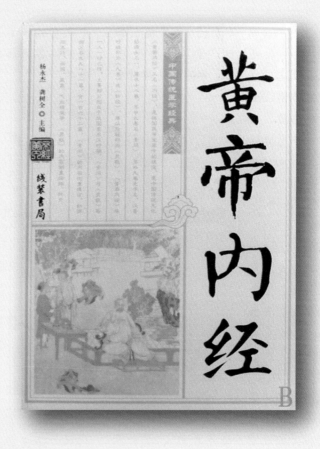

中医药文化启蒙教育系列教材·黄帝内经简明读本

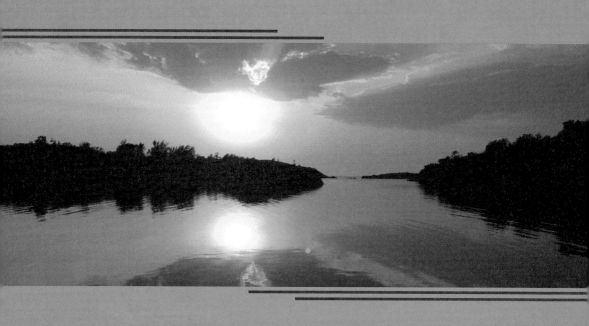

读经典

探自然之迹

01

《上经》说：研究医学之道的，要上知天文，下知地理，中知人事，此学说才能保持长久。就是这个道理。

黄帝又问：这是什么意思？

岐伯说：这是为了推求天、地、人三气的位置啊。

求天位的，是天文。

求地位的，是地理。

通晓人气变化的，是人事。

因而太过的气先天时而至，不及的气后天时而至，所以说，天地的运动有正常的变化，而人体的活动也随之起着相应的变化。

上经曰：夫道者，

上知天文，下知地，

中知人事，可长久，

之谓也。

帝曰：何谓也？

岐伯曰：本气位也。

位天者，天文也。

位地者，地也。

通于人气之变化者，

人事也。

故太过者先天，

不及者后天，

所谓治化而人应之也。

——《素问·气交变大论》

中医药文化启蒙教育系列教材·黄帝内经简明读本

中医的哲学
——气一元论

寰宇茫茫，生物吐纳，有一种有形无形而存在的东西，中国古代哲学称之为气。气通常是指一种极细微的物质，是构成世界万物的本原。古代唯物主义哲学家认为"气"是世界的物质本原。东汉王充谓，"天地合气，万物自生"（《论衡·自然》）。北宋张载认为，"太虚不能无气，气不能不聚而为万物"（《正蒙·太和》）。气是一种肉眼难以相及的至精至微的物质。气和物是统一的，故曰："善言气者，必彰于物。"（《素问·气交变大论》）气是世界的本原，是构成宇宙的元初物质，是构成天地万物的最基本元素。气一元论是中国古代哲学的物质观，从五行的多元论到阴阳二气的二元论，最终统一于气的一元论。如《河洛原理》所说："太极一气产阴阳，阴阳纯合生五行，五行既萌，萌生万物。"中国古代哲学用气一元论的单一物质概念，说明了世界的物质本质，肯定了世界的物质性。世界上一切事物都是不同形态，世界上一切现象都是根源于物质（气）的，这是中国古代唯物主义哲学的基本理论。

人类是整个世界的特殊组成部分，是自然的产物，人与自然有着密切的关系。在中国哲学史上，周、秦以前称"天"或"天地"为自然，从《淮南子》始方有宇宙的观念，"往来古今谓之宙，四方上下谓之宇"（《淮南子·齐俗训》）。宇宙便是物质世界，是自然界，宇宙观即世界观。天人关系问题是中国古代哲学，特别是《黄帝内经》时代哲学领域激烈争论的重大问题之一。中医学从天地大宇宙、人身小宇宙的天人统一性出发，用气范畴论述了天地自然和生命的运动变化规律。

中医学从"气是宇宙的本原，是构成天地万物的要素"这一基本观点出发，认为气也是生命的本原，是构成生命的基本物质。故曰"人生于地，悬命于天，天地合气，命之曰人"（《素问·宝命全形论》），"气者，人之根本也"（《难经·八难》），"人类伊始，气化之也，两间（指天地间——作者注）既有人类，先由气化，继而形化，父精母血，子孳孙生"（《景景室医稿杂存》）。人体是一个不断发生着升降出入气化作用的机体。人的生长壮老已，健康与疾病，皆本于气，故曰："人之生死，全赖乎气。气聚则生，气壮则康，气衰则弱，气散则死。"（《医权初编》）

气是不断运动、至精至微的物质，是构成人体和维持人体生命活动的最基本物质。这种"气"相对于天地之气而言，是人体之气，故又称"人气"。人类只要认识人气的运动变化规律，就能够认识生命的运动规律，故曰："通于人气之变化者，人事也。"（《素问·气交变大论》）血、精、津液等亦为生命的基本物质，但它们皆由气所化生，故

称气是构成人体和维持人体生命活动的最基本物质。

人的形体和思想精神都是气的产物。中医学在古代哲学的基础上，从生命科学的角度认为"人之生死由乎气"，"惟气以成形，气聚则形存，气散则形亡"（《医门法律》），即人的形体是由气构成的，而人的精神意识思维活动也是由物质机体产生的一种气的活动，故曰："形者生之舍也，气者生之元也，神者生之制也。形以气充，气耗形病，神依气位，气纳神存。"（《素问病机气宜保命集》）"人有五脏化五气，以生喜、怒、悲、忧、恐"（《素问·天元纪大论》），"气者，精神之根蒂也"（《脾胃论》），说的也是这个道理。

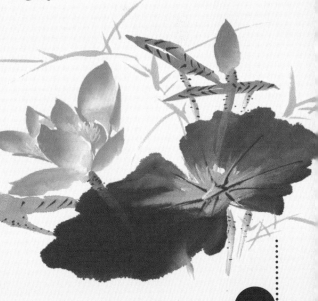

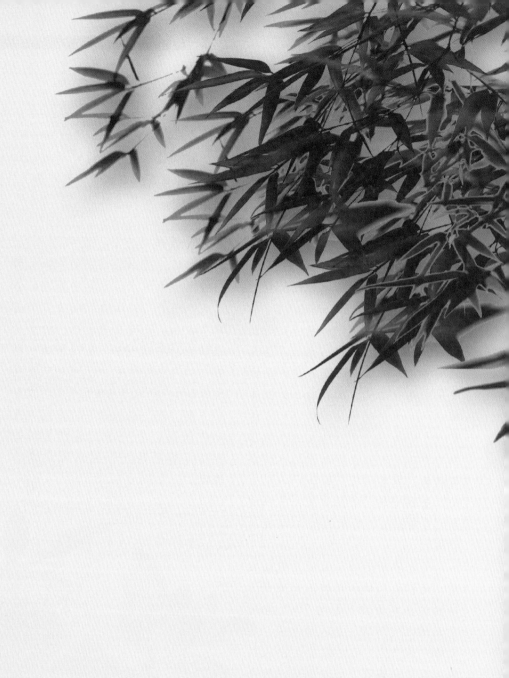

02

黄帝曰：

阴阳者，

天地之道也，

万物之纲纪，

变化之父母，

生杀之本始，

神明之府也。

——《素问·阴阳应象大论》

黄帝说：阴阳是宇宙之中的规律，是一切事物的本源，是万物发展变化的起源，是生长、毁灭的根本。对于人体来说，它是精神活动的根基。

阴 阳
——我们最早的世界观

生活中，我们时常听到阴阳这个词，在大多数人眼中，讲阴阳就是讲迷信，是非科学或是伪科学，其实非也。那么到底什么是阴阳呢？

当年，黄帝的祖父伏羲氏在轩辕之丘，用一块石头，在地上画出了阳爻和阴爻，一阴一阳之谓道，仁者见之谓之仁，智者见之谓之智，从此探赜索隐，钩深致远，以定天下之吉凶，开创了中华五千年文化史。

后世的科学领域，不断地证明了这一伟大概括的正确性。20世纪30年代，著名物理学家、被称为"量子论之父"的法国科学家波尔，接触到中国的阴阳学说，使他大为震惊。他通过最尖端的物理技术所得出的举世闻名的量子理论，竟然与几千年前中国圣贤的智慧如此相似，正负世界不就是阴阳世界吗？

在纷繁多变的事物中，我们发现总有两种东西对立着、消长着、依存着、制约着又统一着。动物有雌有雄，才能延续发展；植物有雌有雄，才能开花结果；日升月落，昼夜交替；寒热互代，四季轮换；热极转凉，寒极转暖；花儿盛开，瓜熟蒂落，但又孕育着新的生命。自然界生生不息，其运无穷。大自然中，有种神秘的气在运动着，在运动中，生出两种东西，这两种东西化生出万物。这就是阴阳！

天地者，

万物之上下也；

阴阳者，

血气之男女也；

左右者，

阴阳之道路也；

水火者，

阴阳之征兆也；

阴阳者，

万物之能始也。

故曰：

阴在内，阳之守也；

阳在外，阴之使也。

——《素问·阴阳应象大论》

天地上下是负载万物的区域；阴阳是化生血气形成男女生命的本源；左右是阴阳运行的通道；而水火则是阴阳的征象；阴阳变化是一切事物生长的原动力。所以说，阴阳是互相为用的：阴在内，守护着阳；阳在外，辅佐着阴。

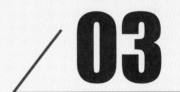

03

筷子、走路都是阴阳之道

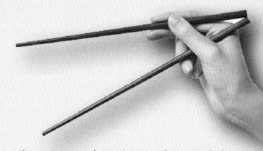

筷子体现了中华传统文化的阴阳之道。两根筷子，就是一阴一阳。在用筷子的时候，动的那根筷子为阳，不动的那根就为阴。所以，这就叫作"道，百姓日日用而不知"。

走路时，抬起的那只脚为阳，落下的那只脚就为阴。在你往前走的时候，阳最终要转化成阴，阴最终要转化成阳。这些"道"，我们每天都在用，但是可能并不懂得其中的道理。

为什么习惯说"左右"而不说"右左"

我们为什么说"左右"，不说"右左"？这是因为左边是生发，生发了才能收。左右还有一点不同，左边为肝，肝主血；右边是肺，肺主气。气比血走得快，先动左边，这样才能左右平衡。另外，血是用来收敛肝气的，肝气不能一味地生发。中国人练功时的第一个动作通常是"两脚分开，与肩同宽"。那先伸左脚和先伸右脚有没有不同？中医学认为，左肝右肺，左边为肝气，右边为肺气。肝主血，所以一定是先伸左脚，先开血脉。因为血的运行比气的运行要慢。如果先开右脚，而右边主气，气运行得比血快，那么血就很难跟上。为什么还要两脚与肩同宽？这是要打开大腿内侧的三条阴经，然后脚尖再微微内扣，大腿外侧的三条阳经也就随之开启。如果两边阴阳经没有感觉，这个站立姿势对练功就没有任何意义。所以说，走路时先迈哪只脚、后迈哪只脚不都有生命的道理在里面吗。

故清阳为天，

浊阴为地；

地气上为云，

天气下为雨；

雨出地气，

云出天气。

故清阳出上窍，

浊阴出下窍；

清阳发腠理，

浊阴走五脏；

清阳实四肢，

浊阴归六腑。

——《素问·阴阳应象大论》

清阳之气变为天，浊阴之气变为地。地气上升成为云，天气下降变成雨。雨源于地气，云出自天气。人体的变化也是这样，清阳出于上窍，浊阴出于下窍。清阳从腠理发泄，浊阴内注于五脏。清阳使四肢得以充实，内走于六腑。

04

"天人合一"
——中医理论的精髓

"天人合一"的思想概念最早是由庄子阐述，后被汉代思想家、阴阳家董仲舒发展为天人合一的哲学思想体系，并由此构建了中华传统文化的主体。

《黄帝内经》中人与天相通的总原则是：同气相求，同类相应。顺则为利，逆则为害。是将生命过程及其运动方式与自然规律进行类比，是以自然法则为基质、以人事法则为归宿的系统理论。

1. 人天同构　是《黄帝内经》天人合一观最粗浅的层面。《黄帝内经》认为人的身体结构体现了天地的结构。把人体形态结构与天地万物一一对应。人体的结构可以在自然界中找到相对应的东西，人体仿佛是天地的缩影。其目的在于强调人的存在与自然存在的统一性。

2. 人天同类　大谈天人、古今，并寻求其中相通而互感的共同律则，是汉代的时代精神。《汉书·董仲舒传》曰："天人之征，古今之道也。孔子作春秋，上揆之天道，下质诸人情，参之于古，考之于今。"在中国古代哲学中，天人与古今总连在一起。这种把自然哲学与历史哲学混合起来的现象，是中国哲学的重要特点。

但《黄帝内经》所强调的人天同类与董仲舒辈神秘的天人感应不尽相同。它是根于事物内在的运动方式、状态或显象的同一性，是将在天的方位、季节、气候、星宿、生成数，在地的品类、五谷、五畜、五音、五色、五味、五臭，在人的五脏、五声、五志、病变、病位等进行五行归类，这样就可以通过类别之间"象"的普遍联系，来识别同类运动方式的共同特征及其相互作用规律，是"同气相求"，而不是物质结构的等量齐观。

3. 人天同象　从"天人合一"观念出发的传统文化与中医学都表现为重道、重神、重无、重和谐、重势，其核心则是"象"与"数"。所谓"象"，指的是经验的形象化和系统化。"象"的特征是动态的，不是单纯地模仿其形，而是模仿其变。"象"还是全息的，万事万物息息相关。就《黄帝内经》而言，藏象系统就是通过生命活动之象的变化和取象比类的方法，说明五脏之间以及与其他生命活动方式之间的相互联系和相互作用规律的理论。

4. 人天同数　《黄帝内经》认为，生命运动与自然一样，有理、有象、有数。通过取象比类，可知气运数理。"数"是形象和象征符号的关系化，以及在时空位置上的排列化、应用化和实用化。它不同于西方的数学概念，不是描述空间形式和数量关系，而是以取象比类的方式描述时间方式和运动关系。因此，人天同数是《黄帝内经》把时间的周期性和空间的秩序性有机地结合观念的体现，强调人体自然节律是与天文、气象密切相关的生理、病理节律，故有气运节律、昼夜节律、月节律和周年节律等。

其基本推论是以一周年（四季）为一个完整的周期，四季有时、有位，有五行生克，因此，以一年分四时，则肝主春、心主夏、肺主秋、肾主冬……月节律则与该月相和所应之脏在一年之中的"当旺"季节相关。其昼夜节律也是将一日按四时分段，指人体五脏之气在一天之中随昼夜节律而依次转移，则肝主晨，心主日中，肺主日入，肾主夜半。（《素问·脏气法时论》）

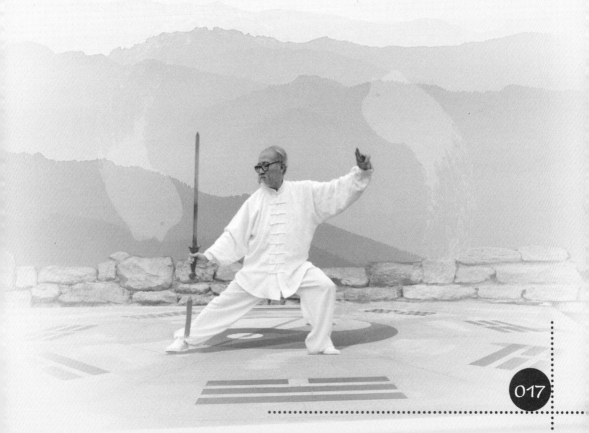

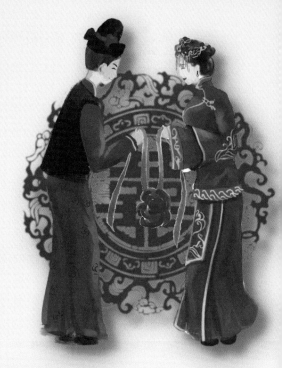

中式婚礼为什么要拜天地

在中国传统的观念中，婚姻具有非常神圣的意义，男女婚姻乃承天地阴阳之性配合而成。宋·孙觉《春秋经解》云："独阳不生，独阴不成。故有天则有地，有日则有月，男女之义，婚姻之礼，天地之道，人伦之本也。"所以在儒家看来，有天地阴阳，才有男女婚姻；有男女婚姻，才有父子，有君臣，即伦常礼义、社会组织都基于婚姻。

婚姻是人类繁衍的需要，也是人对神、对天地、对父母、对有情人的承诺，东西方婚礼的习俗和礼仪都是这种神圣意义的体现。

在婚礼仪式中，新郎新娘参拜天地后，复拜祖先及男方父母、尊长。表示男女忠贞，无论贫穷、疾病、灾祸、生死，都不能抛弃和背叛，都要信守对天地的誓言，互敬互补，互爱互助，相扶终老，兑现自己的承诺。

05

东方生风，风生木……

在脏为肝……

在音为角……

南方生热，热生火……

在脏为心……

在音为徵……

中央生湿，湿生土……

在脏为脾……

在音为宫……

西方生燥，燥生金……

在脏为肺……

在音为商……

北方生寒，寒生水……

在脏为肾……

在音为羽……

——《素问·阴阳应象大论》

东方应春，阳生而日暖风和，草木生发……在五脏为肝……在五音为角……

南方应夏，阳气盛而生热，热甚则生火……在五脏为心……在五音为徵……

中央应长夏，长夏生湿，湿与土气相应……在五脏为脾……在五音为宫……

西方应秋，秋天天气急而生燥，燥与金气相应……在五脏为肺……在五音为商……

北方应冬，冬天生寒，寒气与水气相应……在五脏为肾……在五音为羽……

"五音疗疾"真的能做到"一曲终了,病退人安"?

音乐与人的心理、生理有着密切的联系,在聆听中让曲调、情志、脏气共鸣互动,达到动荡血脉、通畅精神和心脉的作用。生理学上,当音乐振动与人体内的生理振动(心率、心律、呼吸、血压、脉搏等)相吻合时,就会产生生理共振、共鸣。这便是《黄帝内经》所提出的"五音疗疾"的身心基础。

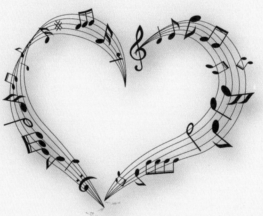

宫(gōng)、商(shāng)、角(jué)、徵(zhǐ)、羽(yǔ),起源于春秋时期,是中国古乐五个基本音阶,相当于西乐的 do(宫)、re(商)、mi(角)、sol(徵)、la(羽)(没有 fa 与 xi),亦称为五音。五音又是音韵学的术语,是古人依发音部位对声母的分类和标记方式。按照声母的发音部位分其顺序是:宫——喉音、商——舌音、角——齿音、徵——牙音、羽——唇音。

五音又称五声。最古的音阶,仅用五音,即宫、商、角、徵、羽。"五声"一词最早出现于《周礼·春官》:"皆文之以五声,宫商角徵羽。"而"五音"最早见于《孟子·离娄上》:"不以六律,不能正五音。"《灵枢·邪客》中把五音与五脏相配:脾应宫,其声漫而缓;肺应商,其声促以清;肝应角,其声呼以长;心应徵,其声雄以明;肾应羽,其声沉以细,此为五脏正音。相传是由中国最早的乐器"埙"的五种发音而得名。

声者,宫、商、角、徵、羽也。在中医学中,五音分属五行,五脏可以影响五音,五音可以调节五脏。五音调和搭配对人的身体有着不同的作用。百病生于气,止于音。古代的音乐和现在有所不同,只有五音,这五个音阶分别被中国传统哲学赋予了五行的属性:木(角)、火(徵)、土(宫)、金(商)、水(羽)。

【宫】

相当于今首调唱名中的 do 音。"宫"音为五音之主、五音之君，统帅众音。宫调式音乐，可达到调神、稳定心理的良好作用，亦可调和脾胃、平和气血。乐曲典雅、柔和、流畅，如大地蕴涵万物、辽阔宽厚。正宫调式能促进全身气机的稳定，调节脾胃，兼有保肺气利肾水的作用。

宫属土，宫调或音乐一开始即由埙吹奏出安详、平稳的音乐。整首乐曲典雅、柔和而流畅，如同大地涵育万物、包容一切，辽阔且温厚。

【商】

相当于今首调唱名中的 re 音。"商"音为五音第二级，居"宫"之次。商调式音乐，能达到调神、宁心静脑的良好作用，亦可调和肺气的宣发、肃降。锣、钟琴明朗的演出配合坚实的曲风，传递出初秋清凉的感受。

商属金，先强后渐弱的金锣声为商调式音乐揭开了序幕；之后由钟琴明朗而坚实的声音，娓娓的表现"金"的特性。商调式乐曲，略带一丝悲伤的气息但却不凝重，描绘出"西风乍起黄叶飘，日夕疏林杪"的秋之景象。

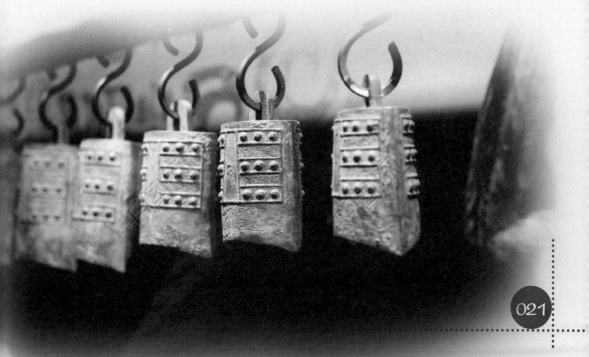

【角】

　　相当于今首调唱名中的 mi 音。"角"为五音之第三级，居"商"之次。角调式音乐，可达到调神、提振情绪的良好作用，亦可调和肝胆的疏泄，兼有助心、合胃的作用。流畅轻盈的民乐曲风、清脆嘹亮的笛音，能让人感受充满生机的春意。

　　角属木，角调式由笛声吹出一片春天的气息，天地一片欣欣向荣，所见之处皆充满生机。角调式的特殊构成，恰可描绘出草绿天青、清风拂面的舒快；流畅轻盈的民乐曲风，也彷佛在邀约您一同泛游在明媚的春景。

【徵】

　　相当于今首调唱名中的 sol 音。"徵"为五音之第四级，居"角"之次。徵调式音乐，可达到振作精神的良好效用，并能调节心脏功能，有助脾胃、利肺气的作用。热情高亢的唢呐与管弦乐的完美演出，充份传递激昂、欢乐的气氛。

　　徵属火，唢呐活跃高亢的声响与管弦乐气势磅礴地描摹"火"的属性；接着由轻快流泻的乐曲逐渐扬升，乐曲的气氛欢快活络而不过份激昂，充分表现了徵乐的属性。

【羽】

　　相当于今首调唱名中的 la 音。"羽"为五音之第五级，居"徵"之次。羽调式音乐特性，可达到安神助眠的良好作用；亦可调和肾脏、膀胱功能，并抑制心火。柔婉的琴音传达出如水般的清凉，带来通体的舒畅自在。

　　羽属水，琴音传神地表现了涓涓山泉汇成小溪、流过峡谷、流过平原的景象。柔和温婉的音乐，熄去了烦忧的心灵之火，给您一份悠游在山边水湄的自在安祥。

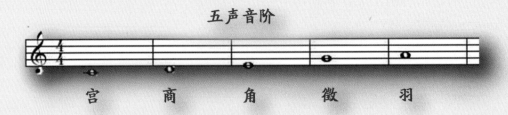

五声音阶

宫　　商　　角　　徵　　羽

音乐疗法

最养心曲目:《紫竹调》。最佳聆听时间: 21:00～23:00。中医学最讲究睡子午觉,所以一定要在子时之前让心气平和下来。

最养肝曲目:《胡笳十八拍》。最佳聆听时间: 19:00～23:00。这是一天中阴气最重的时间,听此乐曲一来可以克制旺盛的肝气,以免过多的肝气演变成火;二来可以利用这个时间旺盛的阴气来滋养肝,使之平衡正常。

最养脾曲目:《十面埋伏》。最佳聆听时间: 11:00～13:00、19:00～21:00时,以及餐后1小时内。

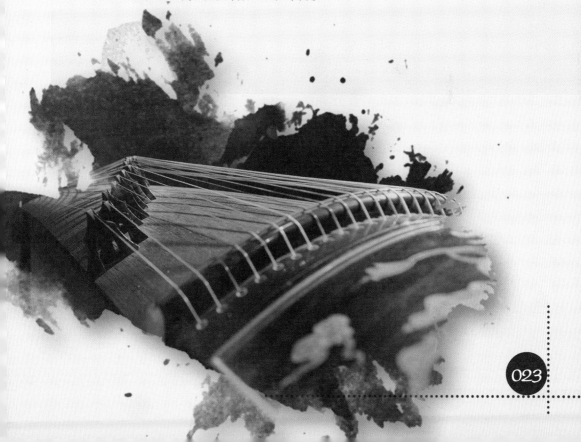

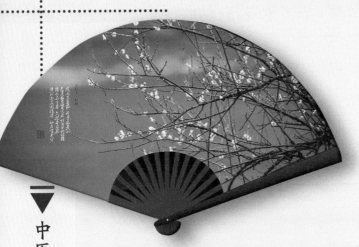

最养肺曲目:《阳春白雪》。最佳聆听时间:15:00～19:00。太阳在这个时间开始西下,归于西方金气最重的地方。这时体内的肺气比较旺盛,随着曲子的旋律,一呼一吸之间,里应外合,事半功倍。

最养肾曲目:《梅花三弄》。最佳聆听时间:7:00～11:00。这段时间气温持续走高。人与大自然是相互影响的,太阳逐渐高升,体内的肾气也蠢蠢欲动地受着外界的感召。此时用属于金性质的商音和属于水性质的羽音搭配比较融洽的曲子,能够促使肾中精气隆盛。

中医药文化启蒙教育系列教材·黄帝内经简明读本

岐伯对曰：

东方生风，风生木，木生酸，酸生肝，肝生筋，筋生心。……

南方生热，热生火，火生苦，苦生心，心生血，血生脾。……

中央生湿，湿生土，土生甘，甘生脾，脾生肉，肉生肺。……

西方生燥，燥生金，金生辛，辛生肺，肺生皮毛，皮毛生肾。……

北方生寒，寒生水，水生咸，咸生肾，肾生骨髓，髓生肝。

——《素问·阴阳应象大论》

岐伯回答说：东方生风，风能滋养木气，木气可以生酸味，酸味可以养肝，肝血能够养筋，而筋又能养心。……

南方生热，热能生火，火能生苦味，苦味能滋养心气，心生血，血养脾。……

中央生湿，湿能使土气生长，土能产生甘味，甘味能养脾气，脾能够滋养肌肉，肌肉强壮能充实肺气。……

西方生燥，燥使金气旺，金能产生辛味，辛味能充养肺气，肺气能滋养皮毛，皮毛润泽又滋生肾水。……

北方生寒，寒生水气，水气能产生咸味，咸味能充养肾气，肾气能滋养骨，骨又能养肝。

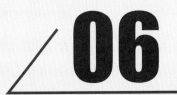

购物为什么是"买东西"

关于"买东西"一语流传很广的一个说法是来源于宋代。据说，有一次，南宋著名理学家朱熹在街上散步，见到他的好友盛温如提着一个竹篮子，问道："你上哪儿去?""去买东西。"盛温如答道。朱老先生听后便有心逗他一下，"为什么去买东西，怎么不说买南北呢?"盛温如回答说："在五行与方位的配属中，东方属木，西方属金。金、木都属于有形的物质，所以我这个篮子就装得下。而南方属火，北方属水，火无形，还能焚烧;水虽有形，无奈篮子装不住。所以只能买东西，不能买南北。"这个解释流传下来，被广为认可。

"东、西、南、北"的由来

在甲骨文中，"东西南北"四字均已存在。从古汉字形体上看，"东、西"二者均为口袋的形状，文字学家左民安认为，"东、西"的本始含义均是代表可以装起来的物品，而不是方位。过去仆人往往称主人为"东家"，其当取"东"代表物品的含义，"东家"之意为财富的拥有者。古人请客时，主人习惯于坐在东侧，又成为"做东"，这"东"，已经兼有方位和物品的双重含义。

"南、北"则不同，南的方位含义是后世的引申。古代帝王一般的坐向是"南面"或"面南"，帝王举行大的活动均需要乐师击乐助兴，"南"作为方位的含义可能取乎此。"北"的甲骨文是两个背靠背的人形。古时打仗，吃了败仗逃跑时总是转身背对着敌人，所以后世习惯于说"败北"。"北"作为方位词，与此本始含义有关。古代的住房基本都是面向南方，背对的是北方，与南方相对。

07

平旦至日中，

天之阳，

阳中之阳也；

日中至黄昏，

天之阳，阳中之阴也；

合夜至鸡鸣，

天之阴，阴中之阴也；

鸡鸣至平旦，

天之阴，阴中之阳也。

——《素问·金匮真言论》

阴阳之中，还各有阴阳。白昼属阳，平旦到中午，为阳中之阳。中午到黄昏，则属阳中之阴。黑夜属阴，合夜到鸡鸣，为阴中之阴。鸡鸣到平旦，则属阴中之阳。

阴阳的无限可分性

　　根据上为阳、下为阴，外为阳、内为阴的规律，太阳在地平线以上的时间段为阳，太阳在地平线以下的时间段为阴；太阳在地平线以上的时间段中，太阳向上运动的时间段就为阳中之阳，太阳向下运动的时间段就为阳中之阴。反之，太阳在地平线以下的时间段中，太阳向下运动的时间段就为阴中之阴，太阳向上运动的时间段就为阴中之阳。所以一天之中，太阳从地平线上升起，即以地平线为起点，到太阳通过正南北方向，即如日中天的这段时间，为一天之中的阳，且为阳中之阳；从太阳通过正南北方向，逐渐向西，到日落但天还没有完全黑，因光色较暗，称之为黄昏的这段时间，为一天之中的阴，但为阳中之阴；从黄昏开始向黑夜过渡即暮夜，一直到鸡鸣的这段时间，为一天之中的阴中之阴；而从鸡鸣开始到太阳从地平线上升起的时间段，为一天之中的阴中之阳。

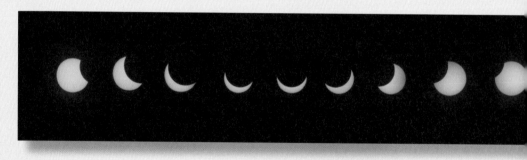

"男左女右"到底有什么讲究

在古装电视剧或电影中，我们经常会看到这样的场景：一家之长的男主人都是正襟危坐在高堂之上的左边位置，而女主人则坐在右边；在传统的中医学领域，医生在给病人把脉时也要求是男伸左手女伸右手；现在的公厕，也是遵循男左女右的规则建造的。那么，人为什么要分男左女右呢？男左女右的习俗又是怎么来的呢？男左女右的说法早在战国时代就已经存在了，最初的哲学观认为，世上万物都有其对立面，都有阴阳相对之分，凡是不见光的、暗的、隐藏的、柔弱的，均为阴；反之，见光的、明亮的、裸露的、刚强的等，则为阳。如天为阳，地则为阴；山为阳，水则为阴；活着为阳，死后为阴；日为阳，月则为阴，所以日月分别又叫太阳，太阴；男人为阳，女人为阴；左为阳，右则为阴。因此，男人和左是对应的，便属于左，女人和右是对应的，便属于右。

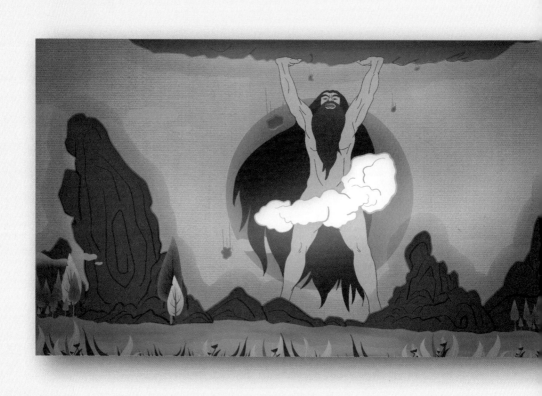

08

故善为脉者，

谨察五脏六腑，

一逆一从，

阴阳表里，

雌雄之纪，

藏之心意，

合心于精，

非其人勿教，

非其真勿授，

是谓得道。

——《素问·金匮真言论》

所以善于诊脉的医生，能够谨慎细心地审察五脏六腑的变化，了解其顺逆的情况，把阴阳、表里、雌雄的对应和联系，纲目分明地加以归纳，并把这些精深的道理深深地记在心中。这些理论，至为宝贵，对于那些不是真心实意地学习而又不具备一定条件的人，切勿轻意传授，这才是爱护和珍视这门学问的正确态度。

中医药文化启蒙教育系列教材·黄帝内经简明读本

中医的由来

中医，承载着中国古代人民同疾病做斗争的经验和理论知识，是我国民族文化遗产之一。它是在古代朴素的唯物论和自发的辩证法思想指导下，通过长期医疗实践逐步形成并发展为独特的医学理论体系的。在研究方法上，具有朴素的系统论、控制论和信息论内容，孕育着很多西医学和生物学的新理论、新学说的胚胎和萌芽，正是这些宝贵精髓，赋予了它强大的生命活力。

中国是医药文化发祥最早的国家之一，很多人认为"中"字是为了区别"西医"的"西"字。因此，大家理解的"中医"是指传统中国医学或中国大夫。其实这个认识是错误的。

西汉开始就有"中医"的说法，若"中"不指中国，究竟何意呢？

中国古代的医学理论认为，人体的阴阳保持中和才会取得平衡，不会生病。若阴阳失衡，则疾病必来。中医大夫有"持中守一而医百病"的说法，意即身体若无阳燥，又不阴虚，一直保持中和之气，会百病全无。所以"尚中"和"中和"是中医之"中"的真正含意。

"中医"二字最早见于《汉书·艺文志·经方》。其云："以热益热，以寒增寒，不见于外，是所独失也。"故谚云："有病不治，常得中医。"在这里，"中"字读去声（zhòng）。到了1936年，国民党政府制定《中医条例》，正式法定了"中医"两个字。过去人们又叫中国医学为"汉医""传统医""国医"，这些都是区别于西医而先后提出的。两千多年前，《汉书》里的那个中医概念，倒是体现了中国医学中的一个最高境界。

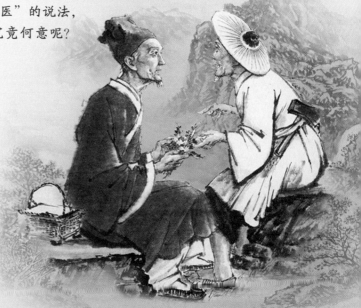

中医学经典著作

中医典籍——《黄帝内经》

《黄帝内经》成书于春秋战国时期，是我国医学宝库中现存成书最早的一部医学典籍。其医学理论是建立在我国古代道家理论的基础之上的，反映了我国古代"天人合一"的思想。《黄帝内经》分为上下两卷，共162篇，为中医学奠定了理论基础，具有深远影响。历代著名医家在理论和实践方面的创新和建树，大多与《黄帝内经》有着密切的渊源关系。

外感巨著——《伤寒论》

《伤寒论》是一部阐述外感病治疗规律的专著。由东汉末年张仲景撰于公元200～205年。《伤寒论》全书重点论述人体感受风寒之邪而引起的一系列病理变化及如何进行辨证施治。在中医发展史上具有划时代的意义和承先启后的作用，对中医学的发展做出了重要贡献，奠定了辨证论治的基础。

方书之祖——《金匮要略》

东汉张仲景著述的《金匮要略》是中医经典古籍之一，撰于3世纪初。《金匮要略》是我国现存最早的一部诊治杂病的专著，是张仲景创立辨证理论的代表作。古今医家对此书推崇备至，称之为方书之祖、医方之经、治疗杂病的典范。书名"金匮"，言其重要和珍贵之意；"要略"，言其简明扼要之意，表明本书内容精要，价值珍贵，应当慎重保藏和应用。

方书经典——《温病条辨》

《温病条辨》为清代吴瑭多年温病学术研究和临床总结的力作。全书以三焦辨证为主干，前后贯穿，释解温病全过程辨治，析理至微，病机甚明，而治之有方。

中药巨著——《本草纲目》

《本草纲目》是明代伟大医药学家李时珍历时29年编成。全书共有52卷，载有药物1892种。1596年刻印出版后在国内广泛传播，后被译成多国文字在世界各地流传，英国生物学家达尔文称它为"1596年的百科全书"。

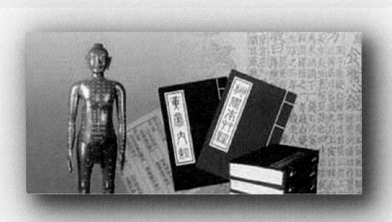

帝曰：

其有至而至，

有至而不至，

有至而太过，

何也？

岐伯曰：

至而至者和，

至而不至，来气不及也，

未至而至，来气有余也。

帝曰：

至而不至，未至而至，如何？

岐伯曰：

应则顺，否则逆，

逆则变生，变则病。

——《素问·六微旨大论》

黄帝说：六气有时至而气亦至的，有时至而气不至的，有先时而气至太过的，这是为什么呢？

岐伯说：时至而气亦至的，为和平之年；有时至而气不至的，是应至之气有所不及；时未至而气已至，是应至之气有余。

黄帝说：时至而气不至，时未至而气已至的会怎样呢？

岐伯说：时与气相映的是顺，时与气不相应的是逆。逆就要发生反常的变化，反常的变化就是要生病。

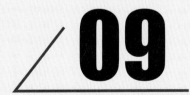

生命与自然同步

我们的祖先对自身生命的珍爱表现为对大自然的尊崇和敬畏。因为，人虽然是万物之灵，但人的存在从来都无法达到根本上的独立，而是与天地、与自然万物存在密不可分的关系。人类的生命起源于天地之气的交流、融合。同样，人生命活动的维系，源自不断地从自然界摄取营养，包括阳光、空气、五谷和水等，因此，人的生命与自然界万物及天地，不仅存在着相同的起源、相同的结构，而且也存在着相同的运动节律。古人把变幻莫测的自然变化称之为"天道"，而"天道"最典型的表现莫过于春夏秋冬的往复、寒热温凉的交替。在春夏秋冬的往复之中，所有的生物都呈现出生长收藏的生命过程。同样，我们的人体也跟随着它悄然地发生一系列的变化……使人体与自然和谐，是保证人类在自然世界中健康存在的根本。

见面说话为什么是"聊天"

据说在战国时期，当达官贵人们要决定某些大事时，总要请一些著名的阴阳五行家或者术士来占卜吉凶，而这些阴阳五行家们占卜时，会很自然地将事情的吉凶与天象的变化（如风雨雷电、流星等）联系到一起。他们往往会就"天象"的复杂情况论证很长时间。这就是"聊天"一词的由来。由此看来，"聊天"是一件很庄严、神圣的事，因为要探讨的是天意、天理，与神佛有关的事。

流传至今，我们依然习惯于把相见时的谈话称之为"谈天"或"聊天"，见面要"寒暄"几句。"聊天"，就是见面要谈谈天气，要问问冷暖，说明天象和气温的变化与我们的生活、生命密切相关。

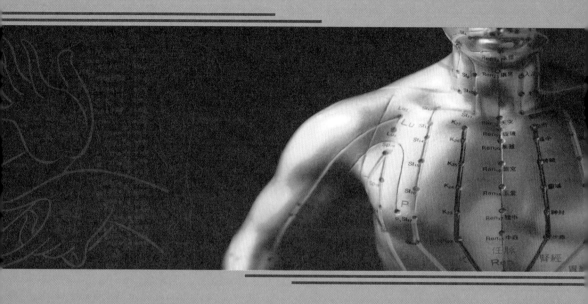

学古籍
解人体之谜

01

心者，君主之官也，

神明出焉。

——《素问·灵兰秘典论》

心，主宰全身，是君主之官。人的精神意识思维活动都由此而出。

中医药文化启蒙教育系列教材·黄帝内经简明读本

心为五脏之首

如果把身体看作是一个国家，心脏就是皇帝。他身边辅佐着的有将军、士兵、大臣、太监、丫鬟等。心脏掌控着精神和血液的循环，然而，现实生活和工作压力、不断减少的睡眠、很少运动的身体等无一不在伤害我们的心脏。因此，要保护好自己的心脏。

心脏健康与否，直接影响人体的健康与寿命。在当代，心脏病虽然可以得到许多有效治疗，但仍是人类死亡的主要原因之一。可见，心脏保健至关重要。

1.科学、合理用膳。饮食保健的基本要求是：营养丰富，清淡多样，提倡高蛋白、低脂肪、高维生素、低盐饮食。

2.切忌暴饮。历代养生家都主张渴而后饮，缓进饮料，反对大饮、暴饮，因为一次喝大量的水或饮料，会迅速增加血容量，增加心脏负担。因此，年长或心脏功能欠佳者，尤当注意。一般而言，每次饮水不要超过500mL，可采取少量多次的方法。

3.戒过食刺激性食物和药品。凡刺激性食物和兴奋性药物，都会给心脏带来一定的负担，所以应戒烟少酒，不宜饮大量浓茶，辣椒、胡椒等物亦要适量；对于咖啡因等兴奋性药物亦需慎用。

4.适量减肥。体重过重会加重心脏负担，因此，要注意减少脂肪的摄入，尽量避免发胖。控制体重和减肥的方法多种多样，可因人而

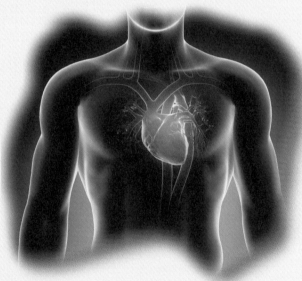

异地选择，如适度运动、合理控制饮食等。

5.卧具适当。一般而言，床头要比床尾适当高些，枕头高低适度，对心脏血液回流有益处。心脏功能较弱者，休息时可采取半卧式，这

样可减轻心脏的负担。

6.科学运动。经常运动，能够增强冠状动脉的血流量，对心脏大有益处。经常参加运动和体力劳动的人，心肌功能要比不活动的人强壮得多。

7.情志平和。情志平和，则气血宣畅，神明健旺，思考敏捷，对外界信息的反应灵敏正常。若七情过极，则可使心神受伤。故应保持七情平和，情绪乐观，避免过度的喜怒、忧愁等不良情绪。尤其是大喜、暴怒直接影响心之神明，进而影响其他脏腑的功能。对于生活中的重大变故，宜保持冷静的头脑，既不可漫不经心，又不必操之过急，以保证稳定的心理状态。

8.要有良好的生活工作环境。良好的生活环境和工作环境对人的心理健康是非常重要的。生活在社会之中，首先要有良好的自我意识，承担与自己脑力或体力相适的工作和学习。正确认识自己，正确对待他人，正确对待客观环境。人是社会中的一员，每个人都不可能脱离社会而生活。人与社会的联系不仅是物质的需求，也是精神的需要。因此，要热爱生活，与社会保持密切联系，建立融洽的人际关系，保持稳定的情绪。

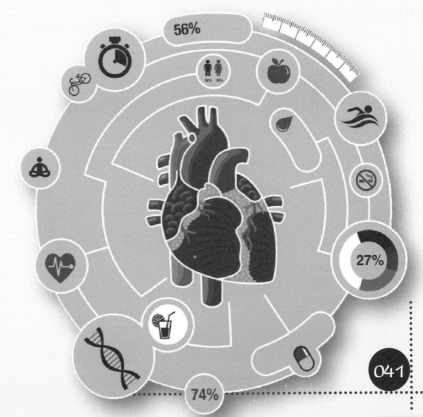

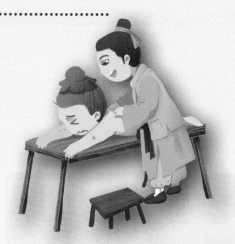

如何按摩，使心脏健康

1. 揉膻中、巨阙。用三指揉前正中线，平第四肋间隙处膻中穴两分钟；脐上 6 寸巨阙穴两分钟。

2. 推胸骨。用拇指自正中天突穴（人体颈部，前正中线上，胸骨上窝中央）向下推至鸠尾穴（脐上七寸，剑突下半寸），反复施术 10 余次。

3. 推肋。用两手拇指沿两侧肋缘自上而下向两侧分推 1 ～ 3 分钟。

4. 摩乳。用两手在乳周、乳头轻摩 1 分钟。

5. 擦胸。两掌摩热，自胸骨向左侧擦胸至腋中线止 1 分钟。

6. 揉臂。用指揉上臂内侧，以心经、心包经为重点，并着重在郄门穴（人体前臂掌侧，腕横纹上 5 寸）至内关穴（人体前臂掌侧，腕掌侧横纹上 2 寸，掌上肌腱与桡侧腕屈肌腱之间）按揉 1 ～ 3 分钟。

7. 点神门、太渊，提臂。用拇指按揉腕横纹尺侧端，尺侧腕屈肌桡侧凹陷中的神门穴；腕横纹桡侧端，桡动脉桡侧端凹陷中的太渊穴各 1 分钟，并提臂数次。

8. 拿肩井。用四指拿两侧肩部隆起大筋数次。

肺，是相傅之官，犹如相傅辅佐着君主，主一身之气而调节全身的活动。

肺者，相傅之官，

治节出焉。

——《素问·灵兰秘典论》

02

肺为帝王师，主一身之气

五脏中，最"贵"的是心，它是"君主之官"，下一级就是肺，肺是"相傅之官"。"相"即率相，"傅"即师傅。从人体解剖方面来讲，肺比心的位置高，所以肺可以做君主的师傅，相当于刘伯温、诸葛亮这样的人物。肺主管"治节出

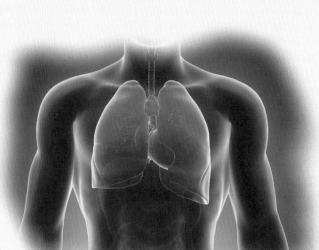

焉"。一般来说，大家会认为"治"是治理调节。肺主管治理调节，这样理解比较粗浅。毛泽东曾经说过"天下大乱方能天下大治"。实际上"治"与"乱"是相对而言的一个概念，就是指"正常"。乱是混乱，治是正常。肺的"治节出焉"就是指：

如果肺的功能很好，人正常的气机才能表现。

而人体正常气机的最关键表现就在"节"。人体有节，天地之间也有节，那就是二十四节气。天地之气正常，二十四节气就可以正常。在日常生活中，人们非常注重节日，中国有春节、元宵节、端午节等各种各样的节日。"节"到底是什么？我们举个例子来说明。大家可以看竹子的竹节，竹子长一段以后，就会有一个关键点，那个关键点就是"节"。中国古代强调过节，实际上是告诉大家：每到一个节日，人们的生活都会出现一次转变、转机，"节"其实是转机的意思。过节为什么要休息呢？实际是在告诉大家，要通过这种保持休息的、安闲的状态，来让自己平安地度过气机的转换点。但是人们现在对过节有认识上的误区，似乎过节就意味着大吃大喝、暴饮暴食的日子来了，这样反而会造成很多的节日病，这跟古代的理念恰恰相反。古人认为，这个时候要休息，这样才可以躲过节节坎坎。

预防感冒小妙招

1. 每天用两手食指按按上星穴（头部，前发际正中直上 1 寸），然后按风府穴（项部，后发际正中直上 1 寸），达到酸麻感为宜。

2. 每天两手伸开，以掌相搓 30 次，并向迎香穴（鼻翼外缘中点旁开，当鼻唇沟中）按摩十次。

3. 每天晨起后，到室外散步或做体操，加强锻炼，增强体质。

4. 早晨起床后，开窗通风。

5. 每天早晨起床后，用冷水洗脸，晚上用热水洗脚。

6. 每天早晨淡盐水漱口一次，可消灭口腔里的病菌。

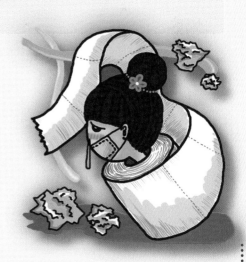

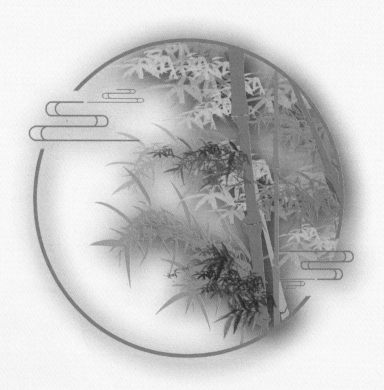

脾胃者，

仓廪之官，五味出焉。

——《素问·灵兰秘典论》

脾和胃主司饮食的受纳和布化，是仓廪之官，五味的营养靠它们的作用而得以消化、吸收和运输。

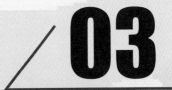

03

脾胃不虚，百病不生

中国是世界的美食大国，上到满汉全席烤羊宴，下到馄饨烧烤路边摊，走到哪个地方都有吃不完的美食。正因为这样，中国人在"吃"上面的病也高居世界前列，无论是慢性肠胃炎症，还是消化道相关的肿瘤疾病，发病率在全球排名都是高居不下。

脾胃的不健康对人日常生活的影响特别大。胃火炽盛会导致牙痛，牙痛就更吃不好。"胃不和，则卧不安"，还会导致睡眠状况的不好，这一系列问题都是处在"吃"上面。

暴饮暴食：大部分人在遇到好吃的食物时就刹不住车，总是恨不得一顿饭吃下所有的美味。胃为"水谷之海"，虽然受纳水谷，但其承载的量是有限的，超过限度就会导致食积食滞。食积之症表现为脘腹痞满胀痛，甚则嗳腐吞酸，恶食呕吐。若是饮食停聚日久，还会化生湿热，引起恶心呕吐，腹泻，舌苔黄腻，食欲减

低。如果是食积轻症，可服用保和丸消食和胃；如果是因为脾胃虚弱导致食积，可服用健脾丸健脾消食。

狼吞虎咽：许多人因为工作、学习的关系，进食的时候速度很快，囫囵吞枣，长期这样会使胃腐熟能力下降，出现胃溃疡、胃炎等现象。

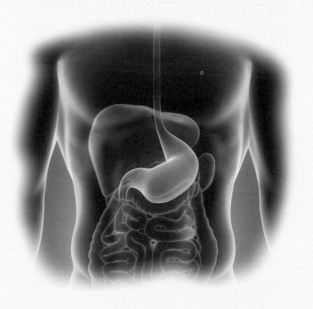

这皆是因为长期如此损伤了脾胃正气，导致脾胃虚弱受邪所致。脾胃虚弱就易于受到湿邪、寒邪等困阻，若是湿滞于脾，可服平胃散燥湿运脾。

滥用药物、精神压力、暴饮暴食等不好的习惯也都容易伤害到脾胃的健康。

经常消化不好的人，大多因脾胃虚弱、运化无力所致，在生活中我们可以将一些药物改为食疗起到健脾的作用。白术就是特别好的可以健脾又能食用的食材，而且白术还可以安胎，孕妇也能放心食用。消化不好的人可多食大米粥、小米粥等易于消化之品，避免再给肠胃造成不必要的负担。

多食蔬菜，蔬菜里的纤维可以帮助食物的消化。少食荤腥油腻，脂肪高的食物容易加重胃肠的负担，影响消化吸收。少吃辛辣之物，辛辣的食物会刺激胃肠黏膜，长期食用得溃疡的概率会变高。

除了在嘴上要"挑剔"，对食物要选择之外，还要保证自己心情的平和，大脑也要学会"挑"，学会遗忘那些难过的、压力大的事，保持精神上的舒缓，脾胃不虚，百病不生！

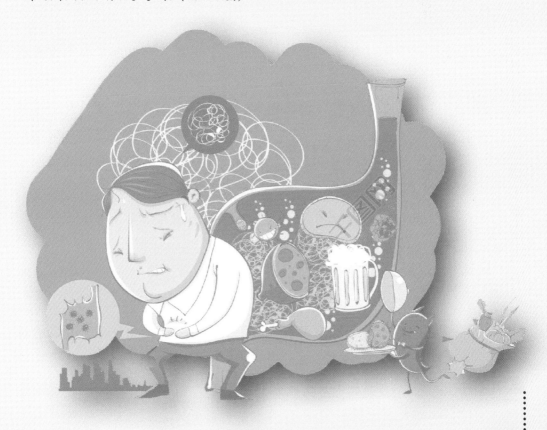

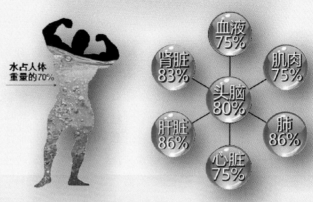

水在人体中的占比与分布

水占人体重量的70%

血液 75%
肾脏 83%
肌肉 75%
头脑 80%
肝脏 86%
肺 86%
心脏 75%

什么时候喝水好

6:30：经过一整夜的睡眠，身体开始缺水，起床之际先喝250mL的水，可帮助肾脏及肝脏解毒。

8:30：清晨从起床到工作、学习的过程，时间总是特别紧凑，情绪也较紧张，身体无形中会出现脱水现象，所以到了办公室或教室后，给自己一杯至少250mL的水。

11:00：工作学习一段时间后，一定得趁起身活动的时候，再给自己一天里的第三杯水，补充流失的水分，有助于放松紧张情绪！

12:50：用完午餐半小时后，喝一些水，可以加强身体的消化功能。

15:00：以一杯健康矿泉水代替午茶与咖啡等提神饮料吧！能够提神醒脑。

17:30：下班放学前，再喝一杯水，增加饱足感，待会吃晚餐时，自然不会暴饮暴食。

22:00：睡前一至半小时再喝上一小杯水，以免晚上起夜影响睡眠质量。

人们除了喝水外，通过食物、蔬菜、水果也可以摄取一定的水份，一个人一天摄取200mL的水量是最好的。

中医药文化启蒙教育系列教材·黄帝内经简明读本

04

肝者，将军之官，

谋虑出焉。

——《素问·灵兰秘典论》

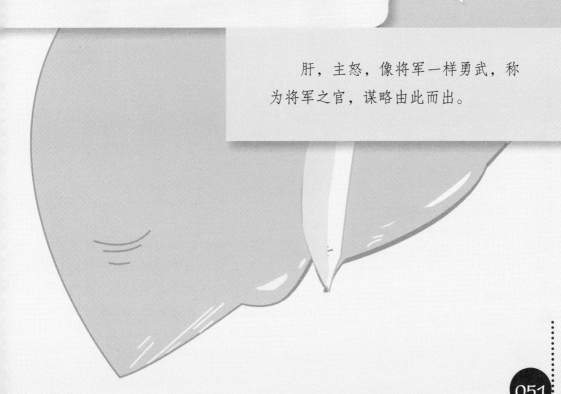

肝，主怒，像将军一样勇武，称为将军之官，谋略由此而出。

力量之美——肝

肝脏被岐伯比喻为一个国家的将军，即肝为"将军之官"。在一个国家，将军主管军队，是力量的象征。因此，肝脏在人体里也是主管力量的。

肝脏的位置是在东边，在春天，所以肝脏主生发。肝脏的生理特征和功能归纳起来主要有三方面。

第一，肝主疏泄。疏泄，即传输、疏通、发泄。因为肝脏属木，就像春天的树木，主生发。它把人体内部的气机生发、疏泄出来，使气息畅通无阻。气机如果得不到疏泄，就称作"气闭"。"气闭"会引起很多的病理变化，如出现水肿、瘀血、女子闭经等。这些情况都是因为气机不畅引起的。气机不畅会引起很多毛病，肝可起到疏泄气机的功能。如果肝气郁结，就要用疏肝理气的药物。

除了疏泄气机，肝还有疏泄情志的功能。只要是人，就会有七情六欲、七情五志，也就是喜、怒、哀、乐这些情绪。这些情志的舒发也是靠肝发生作用。

现代人最容易犯的一种毛病，可以说是一种"流行病"，就是郁闷。以前见面打招呼都是说："吃了

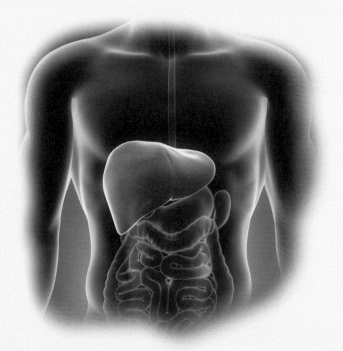

吗？"现在好多人一见面，会互相开玩笑问："你郁闷了吗？"郁闷就是因为肝气没有疏泄出来。情志积压过多，一旦宣泄出来，最明显的表现就是"愤怒"。所以说肝主怒，而动怒往往是将军的表现。

第二，肝藏血。中医学认为，心脏主血，肝脏藏血，肝是储藏血液的一个仓库，是调节外周循环血量的血库。因此，肝血不护养的话，亏损，不能供给筋和筋膜以充足的营养，那么筋的活动能力就会减退，筋力疲惫，屈伸困难。肝体阴而用阳，所以筋的功能与肝阴肝血的关

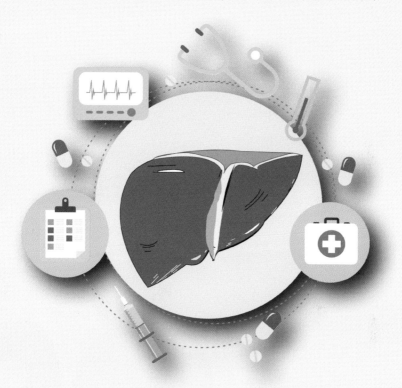

人的精气就会不足。

第三，肝主筋膜。筋膜就是人体上的韧带、肌腱、筋膜和关节。筋性坚韧刚劲，对骨节肌肉等运动器官有约束和保护作用。筋膜正常的屈伸运动，需要肝血的濡养。肝血充足则筋力劲强，使肢体的筋和筋膜得到充分的濡养，肢体关节才能运动灵活，强健有力；肝血虚衰系尤为密切。年老体衰的人，肝血衰少时，筋膜失其所养，所以动作迟钝、运动失灵。许多筋的病变都与肝的功能有关。如肝血不足，血不养筋，或者热邪炽盛烧伤了肝的阴血，就会引起肝风内动，发生肢体麻木、屈伸不利、筋脉拘急，严重者会出现四肢抽搐、手足震颤、牙关紧闭、角弓反张等症状。

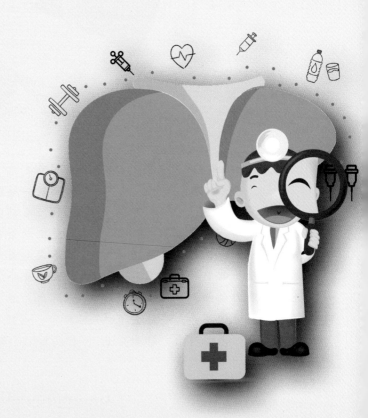

肾，是作强之官，它能
够使人发挥强力而产生各种
技巧。

肾者，作强之官，

技巧出焉。

——《素问·灵兰秘典论》

05

免疫卫士

——肾

中医说：肾为作强之官，相当于现在的免疫系统，所以过度疲劳最先受到伤害的，就是肝和肾。因此，现在肾脏功能的病变愈来愈多，这与大环境中的水、空气等污染有绝对关系。

肾脏是人体的过滤器官，对付身体任何外来的东西，最先把关的是肝脏。肝是将军之官，帮着打仗，但是有关水分、液体的部分，就要透过肾脏过滤。肾脏有肾小管、肾小球，过滤以后还要重新吸收，一旦功能有问题，最倒霉的当然是肾脏本身。

现代人饮食不当，五花八门的食物里充满色素、人工甘味剂、食物添加物等，都会影响肾脏功能，肾脏负荷不了，出现尿蛋白的病患愈来愈多，发展到最后，就变成尿毒症。

吃药不当引起的肾脏病变也很多。现在大家都清楚类固醇很犯滥，无论什么酸痛都用类固醇治疗，结果不但没有治好，还制造出肾脏病变。因为类固醇便宜，所以僵直性脊椎炎吃，大脑长脑瘤吃，肌无力症吃，气喘病、异位性皮肤炎吃，尿毒症、红斑性狼疮也吃，没有一样不用类固醇的。但有哪一个人吃了痊愈？类固醇犯滥，只会造成过多尿毒症的病患。

晨尿是生活、饮食正常与否的最好指标，我们每天早上一般都是尿急才会起床，有的人就迷迷糊糊地撒一泡尿又回去睡觉，常常搞不清楚尿的颜色。晨尿很重要，一定要看仔细，是不是颜色很深，或是有血尿，或像洗米水一样混浊，或是泡沫很多，有各种不同的现象。如果泡沫很多，像洗米水一样混浊，意味着肾脏功能有问题，可能前一天吃太咸或加了太多防腐剂的东西，导致肾脏过滤发生问题。如果尿液红红的，第一，假如有感冒发烧，那要考虑感冒发烧影响到下腹腔的血管，形成充血现象，有的血管比较脆弱，导致微血管破裂，就会有血尿；第二，要考虑可能有结石的现象，因为石头滑动的时候划破微血管，尿液就会红红的，有的甚至严重到整个马桶都是红的。熬夜加上抽烟抽得凶，也容易血尿。所以观察尿液，就可以检查内脏组织有没有问题。

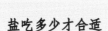

盐吃多少才合适

盐是百味之王，任何美味的食物如果没有盐的点缀，都会失色不少。日常生活中因为摄入过多的盐而导致的疾病很多，盐吃得太多会对人体造成很大伤害。

1.高血压：多吃盐会导致血压升高。目前，我国人均摄盐量超过推荐量50%还多，是名副其实的高血压大国。

2.伤肾：肾脏是人体的一大重要代谢器官，食盐也是经过肾脏通过尿液排出体外的。在动物实验中，人们发现高食盐摄入量会使得尿液中蛋白质的量升高。

3.对皮肤不好：吃盐多的时候，由于渗透压的作用，身体组织的水分会减少，排出身体的水分会增加，也不利于皮肤的保水。食盐过多，除可使面色暗黄外，也有可能导致面颊长出雀斑。

4.身体内的钙容易流失：国人的饮食习惯中钙摄入量本来偏低，所以，遵从"少吃盐等于多补钙"这句骨质疏松治疗医生常说的话是明智的。

5.增加胃癌发病率：每日摄取超过10g以上的盐，伤害胃黏膜，导致胃发炎，长期下来罹患胃癌的风险性上升三四倍。饮食清淡少盐是有利于预防胃癌的因素。

那么我们每天吃多少盐合适呢？正常成人每天钠需要量2200mg。我国成人一般日常所摄入的食物本身大约含有钠1000mg，需要从食盐中摄入的钠为1200mg左右，因此，实际上在每天食物的基础上，摄入3g食盐就基本上达到人体钠的需要。不过由于膳食习惯和口味的喜好，我们每天盐的摄入都远远超过3g的标准。

中国营养学会建议健康成人一天食盐（包括酱油和其他食物中的食盐量）的摄入量是6g。

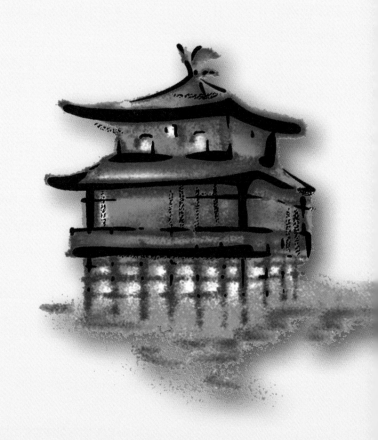

06

女子七岁，

肾气盛，

齿更发长。

……

丈夫八岁，

肾气实，

发长齿更。

——《素问·上古天真论》

女子到了七岁，肾气盛旺起来，乳牙更换，头发开始茂盛。

……

男子到了八岁，肾气充实起来，头发开始茂盛，乳牙也更换了。

肾与牙齿的关系

中医学认为，肾主骨，生髓，齿乃骨之余。齿、龈和肾、胃及大肠都密切相关，因此观察齿和龈可以初步测知肾和肠胃的病变。

牙齿稀疏或齿根外露，可能肾气亏。牙齿与肾的关系最为密切，因此，如果一个人牙齿发育不好，通常肾也不好。如成人牙齿稀疏、齿根外露或伴有牙龈淡白出血、齿黄枯落、龈肉萎缩等问题，多为肾气亏乏，同时要警惕有无肾脏方面的疾病。如小孩牙齿久落不长，也可能是肾气亏所致，可在医生的指导下应用六味地黄丸等。

牙龈红肿，胃炎或疲劳。中医学认为，牙龈与胃肠相关。如出现单纯的牙龈红肿，多是胃火上炎所致，也可能与胃炎有关；如果红肿的同时，还伴有牙齿松动、强烈口臭等症状，多为牙周病。患此病的原因，除了钙质摄取不足或刷牙刷得不干净外，也与过度疲劳造成免疫力降低有关。

牙龈出血，胃肠消化不好。牙龈容易出血的情形不仅会发生在牙龈炎或牙周病患者身上，肠胃不好的人也有这种倾向，应少吃辛辣等刺激性食物。如牙缝变宽伴随牙龈

出血，在糖尿病、甲亢等疾病中常见；如在生病过程中，出现牙齿变黑或有寒冷感、牙齿变长而污垢、齿瓣变黄如豆瓣色，多预示着疾病变得严重，应提高警惕。

牙齿松动，骨质疏松的标志之一。牙齿松动脱落的主要原因是由于牙槽骨不坚固，而牙槽骨的不坚固多由骨质疏松导致。这种情况，我们可以提早预防，如提早服用钙片，进行有规律的体育锻炼，并经常叩齿。另外，牙齿松动脱落和牙齿不洁可能意味着潜在的心血管疾病风险。有调查显示，掉牙多的老年人中风的风险很高。因此，多做咀嚼，可帮助预防心脑血管疾病。而反过来说，心脏功能本就不太好的人，也更要养成饭后漱口的习惯。

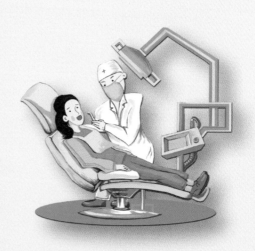

中医药文化启蒙教育系列教材·黄帝内经简明读本

女子二七而天癸至，

任脉通，

太冲脉盛，

月事以时下，

故有子。

……

男子二八肾气盛，

天癸至，

精气溢泻，

阴阳合，

故能有子。

——《素问·上古天真论》

女子十四岁时，天癸产生，任脉通畅，太冲脉旺盛，月经按时来潮，具备了生育子女的能力。
……
男子十六岁时，肾气旺盛，天癸产生，精气满溢而能外泄，两性交合，就能生育子女。

07

青春期的特点

青春期青少年身体发生显著的变化，是性器官生长和分化的第二个高峰，是人从儿童期向成年期过渡的生物性转变。这个时期有三个特点。

1.性功能开始成熟 青春期生殖器官和性功能逐步发育成熟，是从性不成熟、不能生育的儿童期，转变为性成熟、具有生育能力的成年期的过渡时期，性成熟是青春发育的主要标志。他们告别了童年时代，迎来了心中五光十色的梦幻时期——青春期；要迎接自身生理和心理的一系列巨变与激情的撞击，体验神秘性意识的萌动。

2.生长突增 体格迅速发育，身体外形变化，内部器官功能完善。青春期是人一生中发育突飞猛进的阶段，也是个体生长发育的最后阶段。机体的骨骼、肌肉、内脏等器官生长发育加速，体形及四肢和颈部生长突增、趋向完善，体格迅速发育成熟。对男性、女性来说，这些变化在质方面是相近的，但在量方面的差异决定了男女性别标志的身体特征。

3.心理和行为变化极大 青春期心理和行为变化极大。由于独立自我的觉醒，处于青春期的人要经历具有人生奠基意义、内心充满矛盾和蕴含危机的"心理断乳期"，也称为"人生第二反抗期"，或最难接受教育的年龄期、最易见教育成效的年龄期、最危险的年龄期，卢格教授称其为"第二心理诞生期"。

适合青春期的中医祛痘小偏方

青春痘让不少青少年男女抬不起头，是他们的极大烦恼。试试下面的中医小偏方，或许会收到不错的效果。

雪梨芹菜汁：芹菜100g，西红柿1个，雪梨150g，柠檬半个。洗净后同放入搅汁机中搅汁，饮用，每日1次。功效：清热，润肤。适用于痤疮的辅助治疗。

红萝卜芹菜汁：红萝卜(中等大小)1个，芹菜150g，洋葱1个。洗净后放入搅汁机中搅汁，饮用，每日1次。功效：清热解毒，祛火。可辅助防治痤疮。

中医药文化启蒙教育系列教材·黄帝内经简明读本

08

女子三七，

肾气平均，

故真牙生而长极；

四七，

筋骨坚，

发长极，

身体盛壮。

······

男子三八，

肾气平均，

筋骨劲强，

故真牙生而长极；

四八，

筋骨隆盛，

肌肉满壮。

——《素问·上古天真论》

女子二十一岁时，肾气充满，真牙生出，牙齿就长全了；女子二十八岁，筋骨强健有力，头发的生长达到最茂盛阶段，此时身体最为强壮。

······

男子二十四岁时，肾气充满，筋骨强健有力，真牙生长，牙齿长全；男子三十二岁时，筋骨丰隆盛实，肌肉亦丰满健壮。

古时男子在二十岁行冠礼

男子成人是没有明显标志的，于是，古人就硬性地规定了一个礼节，叫"冠礼"。男子二十岁，家人开始给其行冠礼，就是用一根簪子把头发簪起来，看上去像丈夫的"夫"字。

男子成人礼节的意义是什么呢？是要通过行冠礼告诉该男子，你要开始承担社会职责了，行为应该有所约束了。在这一天，古人还会做一件事，就是给该男子起一个"字"，在这之前是只有"名"，没有"字"的。所谓"字"是什么意思？那就先看看这个"字"字的写法："字"是一个房子，里面一个小孩子，是在家里养孩子的意思。古代人彼此称呼时都称其字，而不能称其名。如果称呼其名，是对别人的不尊重。

从行冠礼这一天起，男子就应该承担起社会责任，就其个人而言，已经开始承担起传宗接代的责任了。中国古代有一个成语叫作"待字闺中"，就是说女子在闺房里等待生孩子。所以，中国古代这些礼仪都是与人体的生理和整体状态紧密关联的。这些礼仪不是把所有的重点都放在生理，而是要放在道德层面，放到心性的修炼层面。

智齿是智慧的象征吗

智齿是指人类口腔内，牙槽骨上最里面的上下左右各一的四颗第三磨牙。因为这四颗第三磨牙正好在 20 岁左右时开始萌出，此时人的生理、心理发育接近成熟，于是被看作是"智慧到来"的象征，故称它为"智齿"，是口腔最靠近喉咙的牙齿。在智齿的生长方面，个体差异很大，有的人 20 岁之前，有的人 40、50 岁才长，有的人终生不长，这都是正常的。智齿的位置从门牙牙缝开始，由一侧门牙向里数牙齿数目，如果有第八颗牙，它就是智齿。智齿与智慧无关。

五七，

阳明脉衰，

面始焦，发始堕。

六七，

三阳脉衰于上，

面皆焦，发始白。

七七，

任脉虚，太冲脉衰少，

天癸竭，地道不通，

故形坏而无子。

……

五八，

肾气衰，

发堕齿槁。

六八，

阳气衰竭于上，

面焦，发鬓颁白。

七八，

肝气衰，

筋不能动。

八八，

天癸竭，

精少，

肾脏衰，形体皆极，

则齿发去。

——《素问·上古天真论》

女子三十五岁时，阳明经脉气血逐渐衰弱，面部开始憔悴，头发也开始脱落。女子四十二岁时，三阳经脉气血衰弱，面部憔悴无华，头发开始变白。四十九岁时，任脉气血虚弱，太冲脉的气血也逐渐衰弱不足，天癸枯竭，月经断绝，所以形体衰老，失去了生育能力。

……

男子四十岁时，肾气衰退，头发开始脱落，牙齿变得枯槁。四十八岁时，上部阳气逐渐衰竭，面部憔悴无华，头发和两鬓花白。五十六岁时，肝气衰弱，筋骨的活动不能灵活自如。六十四岁时，天癸枯竭，精气少，肾脏衰，牙齿头发脱落，形体衰疲。

09

如何优雅地老去

没有任何人能够无视自己在慢慢变老，因为这是自然规律。问题在于，对这种自然规律应该有什么样的心理反应？

美国社会，其实对衰老非常敏感。比如，一般的社交礼仪，不能随便问人家的年龄，对女士尤其如此。但是，你在健身房有时会碰到老人骄傲且主动地向你宣布：我今年76岁！显然，对他来说，高龄反而成了一种正能量。我们的社会，包括我们自己，总喜欢把各种负面变化归罪于年龄。比如你年过半百，无论生病、受伤、精力不济、工作出错、事业停滞还是心情抑郁……最终总是一句话，年龄不饶人呀！这种结论一旦得出，你就不再会认真检视自己的生活究竟出了什么问题才导致这些症状，而是

把自己消极地放在一个"走下坡路"的轨道上。如此一来，你的生活真的会一天不如一天。

也许，生理功能的老化是上了年纪的人最大的弱势所在。承认衰老是一回事，对于衰老的态度则是另一回事。无论是我们的社会还是个人，都应该建立一种针对年龄增长的"正能量"。光阴不会因为人们的意愿而倒转。昨日还是青春昭华，今日便已是岁月苍老，时光只是一个转身的距离。既然我们无法对抗岁月的无情，何不以一种优雅的姿态从容地面对老去！我们所要做的是每一天清晨，推开窗，让第一

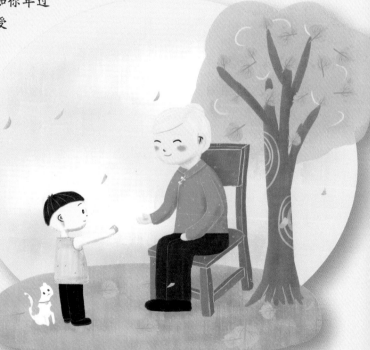

缕阳光照进心怀，打扮好自己，轻盈地走在洒满晨光的路上，让路边的树木、城市的容光、匆匆的行人，都变为眼中的风景……一天，一年，就这样从物欲中走出，从繁华中走过。淡定、从容、宁静地走下去，心中满是对生活的欢喜，对生命的热情。

生活需要沉淀，生命需要淡定，更需要灵魂的云淡风轻。面对衰老，经过岁月的洗礼，让我们能活得通透、平和、宁静、优雅。任光阴荏苒，任青丝染成白发，平静地直面逝去的时光。以一份淡定的从容品味每个季节的独特芳香，以一份淡然的心态看云卷云舒，花开花落。把那份美丽融化在生命中，跨越生死优雅地老去……

岁月可以夺走财富、金钱、地位，甚至夺走美貌、青春和健康，但它夺不走一个人沁入骨髓的高贵优雅！

父母保健"八要"

一要学点保健知识，平时应多看点保健书报，注意自身变化，及时发现疾病苗头，及时就医。

二要科学调理饮食，日常三餐要合理搭配。

三要在工作上量力而为，不苛求完美；在生活上尽己所能，不透支心身健康。

四要有充足的睡眠，睡眠可使身体全面放松。

五要适当运动娱乐，适当的运动可使人保持旺盛的精力。

六要保持心理平衡，中年人平时应注意心理修养。

七要每年体检一次。

八要培养一项或几项业余爱好。

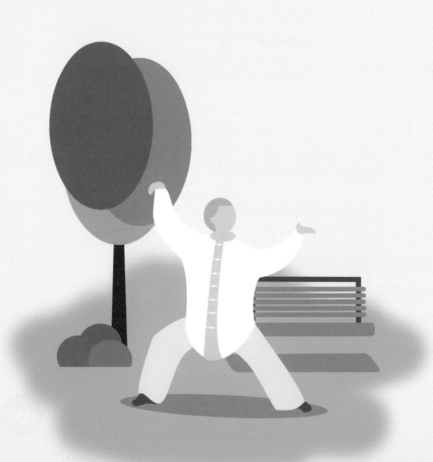

10

帝曰：

余知百病生于气也，

怒则气上，

喜则气缓，

悲则气消，

恐则气下，

寒则气收，

炅则气泄，

惊则气乱，

劳则气耗，

思则气结。

九气不同，

何病之生？

——《素问·举痛论》

黄帝说：我已知道许多疾病的发生，都是由气机失调引起的，如暴怒则气上逆，喜则气舒缓，悲哀则气消沉，恐惧则气下却，遇寒则气收敛，受热则气外泄，受惊则气紊乱，过劳则气耗散，思虑则气郁结。这九种气的变化各不相同，会发生怎样的疾病呢？

百病生于气,这里的"气"是指什么?

俗话说"心平气和",人的情绪平稳,气血才会调和;人的气血平和了,自然不会出现像小说里讲的练功走火入魔,气血在体内乱窜,不仅情绪甚至连神志都失去了控制的情况。

为什么人的情绪对身体有这么大的影响呢?我们常说"气不打一处来",仔细体味就会感觉这"气"与身体健康状况是密不可分的,生气会影响人体各方面的功能。

《黄帝内经》说:"百病生于气也。"这里的"气"就是指人体气的紊乱。古代中医学认为引发疾病的原因有三:一为外因,风、寒、暑、湿、燥、火等因素;二是内因,由于人的喜、怒、忧、思、悲、恐、惊等情绪过激或者持续过久;三是不内外因,比如饮食不当、跌打损伤等因素。这三种因素中,其他两个因素在当代都得到了较好的防范,唯独情绪致病却愈演愈烈。这种因心理情绪因素导致的身体健康失调,即西医学的"心身性疾病",发病率高达临床常见疾病的80%~90%。也许你会觉得吃惊,但心理情绪因素确实会导致很多疾病的发生、加重或者复发。如果我们能够把住心理情绪这一关,让身体的自调机制很好地发挥生理调节功能和病后的康复修复作用,就会不得病、少得病,即使得病后也容易康复。

嗜冰的短命僧人

苏曼殊,清末名僧。他文字清丽,工诗善画,才华卓绝,精通英、梵、日等文字,为时人及后人留下了大量风华绝代的诗作。同时他又性情纯正,为人真诚,受到时人的追捧及爱戴。当时很多社会名流均与苏曼殊有深交,像陈独秀、宋庆龄、蒋介石、柳亚子等。但这样一位人见人爱的才子,偏偏有一身的恶劣生活习惯。他频繁出入青楼,肆无忌惮地嗜食酒肉,既是典型的酒肉和尚,又是典型的花心和尚。这几种爱好已经够生性忧郁的苏曼殊承受的了,偏偏苏才子还有一个更要命的癖好——"嗜冰"。

章太炎在《曼殊遗话弁言》中记载,苏曼殊在日本时"一日饮冰五六斤,彼晚不能动,人以为死,视之仍有气,明日复饮冰如故"。最终,苏才子倒在这种肆无忌惮的饮食习惯上,他34岁那年在上海广慈医院死于肠胃病,英年早逝,给世人留下了无限的惋惜与哀叹。

谨奉天道，

请言终始。

终始者，

经脉为纪，

持其脉口人迎，

以知阴阳有余不足，

平与不平，

天道毕矣。

——《素问·终始》

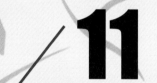

世间万事万物的变化都遵循着自然界的演变法则。现在，就让我根据自然界的规律，来谈一谈终始的意义。所谓终始，是以人体的十二经脉为纲纪，通过切按寸口脉和人迎脉的脉象，来了解五脏六腑之阴阳有余或是不足的内在变化，以及人体之阴阳平衡或失衡的状况。这样，自然界反映于人体的变化规律也就基本上能被掌握了。

中医药文化启蒙教育系列教材·黄帝内经简明读本

针灸为什么能治病

中医学认为，针灸最主要的治疗作用是"调和气血"。气在中医学中除了代表呼吸的空气以外，更主要的是代表人体内的各种物质、生理功能和病理表现。比如人体抵抗疾病的功能叫"正气"，把人体抵抗疾病的功能不足叫"气虚"。又如胃肠的消化、吸收功能叫"胃气"，把胃肠消化、吸收功能不足叫"胃气虚"。中医学认为气与血的关系是互相依赖、

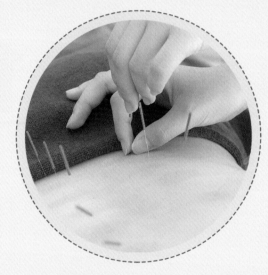

互相依存的，具体的说法是"血为气之母""气为血之帅"。意思是说，人体的各个组织器官，都需要血液供给营养，才能产生各种功能，所以说"血为气之母"；但是，血液运输到人体各个组织器官，又需要心血管的动力，所以说"气为血之帅"。因此，一个人如果气血功能调和，他的身体就健康；如果气血功能失调，就要发生疾病。

大量的临床实践和实验研究表明，针灸的这种调整作用跟一般的药物治疗作用不同。比如人中穴，当大脑功能处于高度抑制——昏迷的状态下，针刺人中穴，就能起到兴奋作用，叫作"醒神开窍"。当大脑功能处于兴奋——患者狂躁或严重失眠的状态下，针刺人中穴，就能起到抑制作用，叫作"安神"。同一个穴位，在两种不同的疾病中，起着相反的作用。又比如胃痉挛时，胃的紧张度增高，针刺足三里能起到缓解痉挛的作用；相反，当胃的紧张度降低时，比如胃下垂，针灸足三里，又能使胃的紧张度增加。所以人们认为，针灸的调整作用是"双向调整"。

针灸的这种"双向调整"有没有副作用呢？没有。因为大量的临床实践和实验研究证明，针灸以后所造成的机体功能的变化，都在生理范围以内。比如高血压情况下，针

灸可以使血压降低，但是降到一定水平就不再降了；低血压时，针灸以后血压可以升高，但是升到一定水平就不升了。因此，人们认为针灸的双向调整作用是良性的。

针灸的这种调整作用，是不是只能用来治疗功能性疾病呢？大量临床实验证明，针灸的这种调整作用，不仅能够治疗功能性疾病，而且对组织器官的代谢过程和某些器质性的改变，也都有一定的治疗作用。如针灸能治溃疡病、慢性胃炎、子宫下垂等。针灸的调整作用既可以表现在局部，也可以影响全身各个生理功能系统。如对循环系统、呼吸系统、消化系统、泌尿系统、内分泌系统、神经系统等，都具有良好的调整作用。如针灸对消化功能的调整，它不仅对胃、小肠、胆囊、胆道、大肠的运动功能具有调整作用，而且对胃液的分泌，小肠的消化、吸收，胆汁、胰液的分泌及对粪便成分和肠道菌群也有影响。因此，针灸在临床上的应用是很广泛的。当然，这并不是说针灸什么病都能治，比如针刺可以排除胆道结石，但是对较大的结石，针刺排石就困难了。

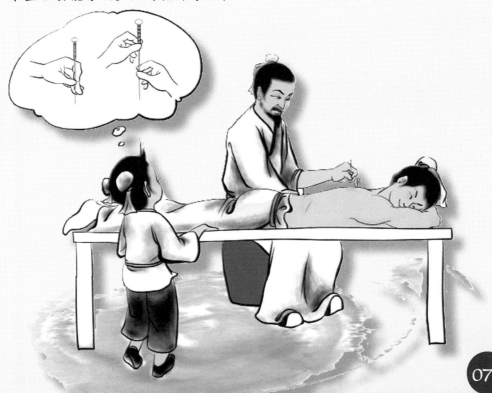

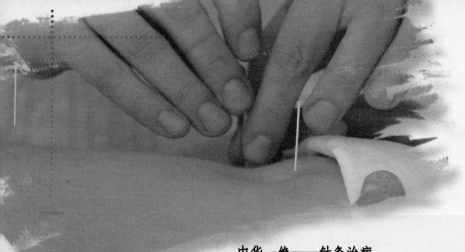

中华一绝——针灸治病

1.感冒：取大椎、合谷、风池穴，都用针法，平补平泻，留针30分钟。

2.呕吐：主穴取内关、中脘、足三里，针刺，用平补平泻法，留针30分钟。

3.失眠：取神门、内关、三阴交，针刺，用平补平泻法，留针50分钟，每日针1次。

4.关节痛：腰脊痛取肾俞、昆仑；膝关节痛取足三里、阳陵泉、悬钟。先针刺，用泻法，留针20分钟，再艾灸20分钟。

5.痛经：经前或经期腹痛取中极、三阴交、内庭穴，先刺内庭，再针三阴交，后针中极、三阴交。均用泻法，留针20分钟。

6.经后腹痛：取气海、关元、三阴交穴，均用补法，针后加灸，留针30分钟。

7.牙痛：上牙痛取下关、内庭穴，下牙痛取颊车、合谷穴，针刺，泻法，留针30分钟，每日1次。

8.便秘：取支沟、天枢、长强穴，针刺，用平补平泻法，留针30分钟。

9.落枕：取落枕、大椎、后溪穴，针刺。落枕用泻法，大椎、后溪用平补平泻法，留针20分钟。

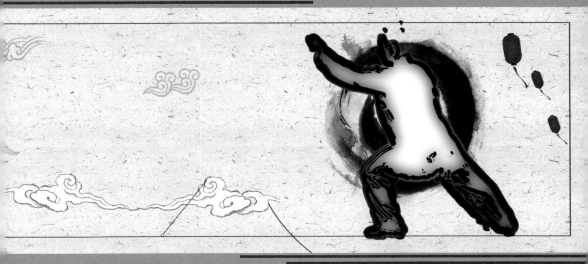

仿圣人
悟健康之法

01

古代深懂养生之道的人在教导普通人的时候，总要讲到对虚邪贼风等致病因素应及时避开，心情要清静安闲，排除杂念妄想，以使真气顺畅，精神守持于内，这样疾病就无从发生。因此，人们就可以心志安闲，少有欲望，情绪安定而没有焦虑，形体劳作而不使疲倦，真气因而调顺，各人都能随其所欲而满足自己的愿望。人们无论吃什么食物都觉得甘美，随便穿什么衣服也都感到满意，大家喜爱自己的风俗习尚，愉快地生活，社会地位无论高低，都不相倾慕，所以这些人称得上朴实无华。

夫上古圣人之教下也，

皆谓之虚邪贼风，

避之有时，

恬惔虚无，

真气从之，

精神内守，

病安从来。

是以志闲而少欲，

心安而不惧，

形劳而不倦，

气从以顺，

各从其欲，

皆得所愿。

——《素问·上古天真论》

追求淡定的人生

《黄帝内经》第一篇不是单纯从医学角度告诉大家怎么治病，而是先告诉大家怎样能够不得病。那么，怎样才能不得病呢？就是要做到"恬淡虚无"，这可是个很高的境界。现在，各类专家都在提倡人一定要追求一种淡定的状态。淡定怎么追求？

大家都知道苏东坡很有修为，他曾经作过这样一首诗："稽首天中天，毫光照大千。八风吹不动，端坐紫金莲。""八风吹不动"，意思就是说无论人间的贪、嗔、痴、名、利、毁、誉等，还是宇宙之风、四面八方的风都吹不动他。苏东坡认为这首诗写得太好了，于是就让书童把文章送到江对岸的一个老和尚那儿。老和尚看后，回写了一个字——屁。

苏东坡看了非常生气，马上过江去找老和尚评理。他愤愤地对老和尚说："我如此淡定之境界，竟然让你说了一个'屁'字！"老和尚一听就笑了，并在上面又加了一句话："一屁过江来。"老和尚嘲笑他说："你认为自己非常淡定，但我只写了一个小小的"屁"字，就让你

跑来了。"这就体现了苏东坡对名的欲念和强大的好胜心。风和屁哪儿能比呢？一个小小的屁就可以让他马上跑过来，那么他所认为的淡定在哪儿？所以说，淡定是很不容易达到的境界。

思想的妄动引发了形体的妄动，然后是精气的妄动，人焉能不病？那么，怎样才能够淡定呢？答案就

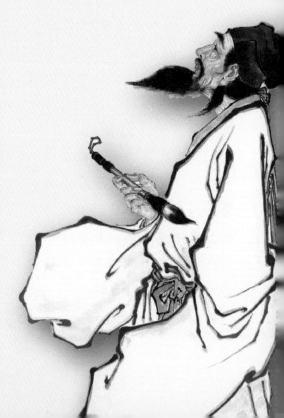

是"精神内守"。

如何去锻炼呢？有一种方法很简单，就是用手去搓双脚的脚心。因为心包经脉是通过劳宫穴的，劳宫穴在手心里。而肾经是斜走于足心，在足心有一个穴位叫涌泉。如果想让心肾相交，就可以用劳宫穴和涌泉穴对搓。总而言之，精神内

守就是当你的精和神都特别足的情况下，你才可以淡定，才可以达到恬淡虚无的境界。

总之，"精神内守"是方法，"恬淡虚无"是境界，"真气从之"是结果，没有病是目的。

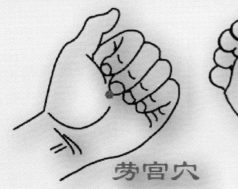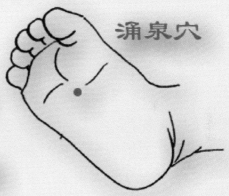

劳宫穴：在手掌心，当第2、3掌骨之间偏于第3掌骨，握拳曲指时中指尖处。

涌泉穴：在足底，卷足时呈凹陷处，约当足底（去趾）前1/3与后2/3交界处。

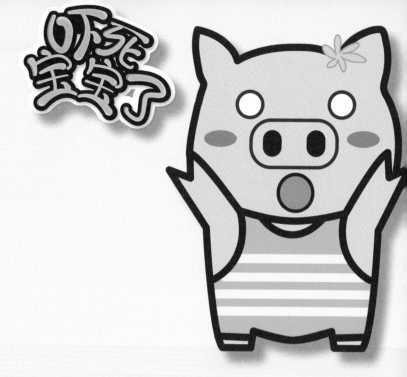

为什么人会被吓得大小便失禁

在中医文化里还曾经流传过这样的小故事：有一个孕妇要生产了，可一直生不下来。一位叫叶天士的名医到了这位孕妇家里后，抓起一把铜钱往墙上一扔，孕妇就把孩子生下来了。人家就问叶天士是怎么回事，他解释道："人都是为了抓钱而来的，所以小孩一听见钱声就赶快出生了。"实际上这是笑谈。根本的原因是什么呢？就是"恐则气下"，那个孕妇听见"哗啦"一响，一紧张，气往下一走，就把孩子给推出来了。

"恐则气下"，即受到惊吓或过于恐惧时，气就会下陷。这时，上焦完全闭住了，下焦整个打开。那么在人身上会出现什么样的现象呢？我们常说有人吓得尿裤子，或大便失禁，这都是因为气往下走，固摄不住，一下子全泄了。

上古之人，

其知道者，

法于阴阳，

和于术数，

食饮有节，

起居有常，

不妄作劳，

故能形与神俱，

而尽终其天年，

度百岁乃去。

——《素问·上古天真论》

上古时代的人，那些懂得养生之道的，能够取法于天地阴阳自然变化之理而加以适应，调和养生的方法，使之达到正确的标准。饮食有所节制，作息有一定规律，既不妄事操劳，又避免过度的房事，所以能够形神俱旺，协调统一，活到天赋的自然年龄，超过百岁才离开人世。

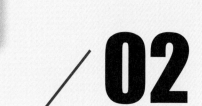

02

欲望使人生病

人一定要有理性，要能控制自己的身体，同时也要控制住自己的情绪。因为欲念而耗散了身体的精元，就是欲望造成的疾病。因为有各种喜好、欲望而失去了真阳元气。

现代人在生活中总是不知足，爱追求外在的事物。现代人为什么烦恼多？就是因为太追求外在物质了。古代人为何烦恼少？因为他们向内追求，追求身心的修养。

现在大家追求的东西太多了。追求"五子登科"——妻子、儿子、房子、车子、票子，一样都不能少。汽车真的对你很有用吗？天天开着车没准儿还会出现由于不经常运动而造成的体质下降，最后没准儿还会得一个高血压或者糖尿病。其实，人的生存是很容易满足的，但是人的欲望是不容易满足的。

因此，大家一定要记住这个根

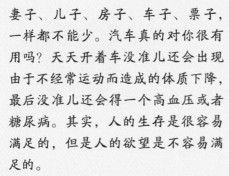

本性的道理，不要总和医生说"大夫，给我治治病吧"，应该先把自己的不良生活习惯改了，这样病就去了一半。现在经常讲改变人的思想，却不知道要改变人的习惯。如果我们的坐姿正确了，脊柱、颈椎就不会太歪，气就能上来得顺畅一些，就不会腰酸背痛抽筋了。不懂得驾驭自己的精神，只以痛快为目的，这样的话，人肯定会半百而衰。

有些人为什么能活得长久，而且能保持不衰老，岐伯明确地回答了这个问题：千百年来，天的顺序没有变，永远是东西南北；四季的更替顺序没有变，永远是春夏秋冬。所以，变的只可能是人的心，也就是人的欲望越来越多了。我们应该坚守本心，按照自然规律起居生活。"不妄作劳"就是在该做某件事情的时候就做，而现代人总是随心所欲，大冬天吃冷饮，出汗后冲冷水澡，这都叫作"以妄为常"，是没有理性的行为。因为丧失了理性，所以不能掌控自己的行为，而导致了疾病的发生。因此，《黄帝内经》的关键之处，就是劝诫人一定要掌控自己，不要以妄为常。

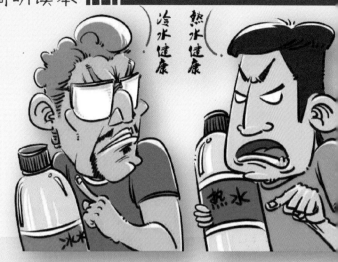

饮食什么温度最合适

我们都知道过食寒冷之物对人体有很多的损害，一定要注意。那是不是饮食热一些就好，就不会给人体造成损害了？

一般而言，食物温热一些对身体较好，但也不能太热，如果太热，同样会导致人体疾病的发生。现代研究表明，过热的食物容易损伤消化道黏膜上皮，导致食道癌、食管炎、胃炎等很多疾病。

罹患食道癌的人群有很强的地域性分布，在世界范围来说是集中在中国，在中国又集中在山东，在山东又以鲁西南地区为主。这些地区之所以食道癌高发，就是与这个地区的人有两种饮食习惯有关：一是吃饭喝热稀粥，稀粥一日三餐皆备，作为主食，并且这种粥必须要热饮才觉舒适；二是嗜酒，并且喜欢饮用滚酒、热酒。这两种过热的食物，不停地刺激胃黏膜上皮细胞，导致细胞突变，食道癌由此发生。

唐代养生大家孙思邈早就告诉我们，吃饭的温度标准是"寒不冰齿，热不灼唇"，这样的温度对身体就没有损伤。

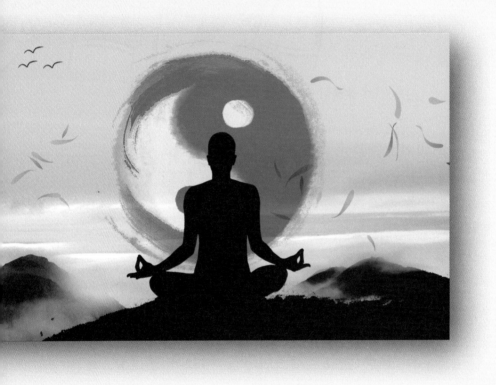

是故圣人不治已病治未病，

不治已乱治未乱，

此之谓也。

夫病已成而后药之，

乱已成而后治之，

譬犹渴而穿井，

斗而铸锥，

不亦晚乎？

——《素问·四气调神大论》

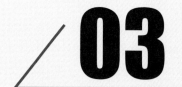

因此圣人不是等到病已经发生再去治疗，而是治疗在疾病发生之前，如同不等到乱事已经发生再去治理，而是治理在它发生之前。如果疾病已发生，然后再去治疗，乱子已经形成，然后再去治理，那就如同临渴而掘井，战乱发生了再去制造兵器，那不是太晚了吗？

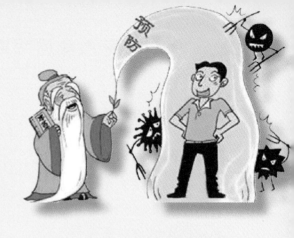

中医"治未病"

"疾病"两个字是什么意思？它们的偏旁在《说文解字》里不叫病字旁，叫床部。就是说，人生病了，就要老老实实地躺着休息慢慢调养，别出去瞎跑。"疾"里面的"矢"是箭，意思是小病；"病，疾加也"，病就是疾加重的意思，病是重病。为什么指重病呢？曾经有一位中医这样解释：病字里面的"丙"字在中国的天干地支当中属于火证，它从火，而五脏里，心为火象，病实际上是心病。中国有一句古话叫作"心病难医"，故病比疾重。

中医里还有一句话："没有不可以治的病，只有不可以治的人。"个人如果不能因循阴阳四时的规律好好地约束和规划自己的行为习惯，就容易生疾病。应该早睡的时候你偏不早睡，本来应该好好吃饭你却非得减肥，这样的人得了病之后，神仙都救不了。

中医反复强调：要按照医道去做，而不能违背医道。医道就是生活之道。"圣人不治已病治未病，不治已乱治未乱。"中医是预防医学，在没生病之前，就把为什么会得病的原因弄清楚。这就像之前说的"恬淡虚无，真气从之，精神内守，病安从来"，只要精神内守了，就根本不会生病。如果只治病症之处，就相当于一个人已经犯错误了，这时再怎么拼命批评他，也于事无补了。"不治已病治未病"就相当于"不治已乱治未乱"。就是说，把还没有乱的地方好好地整理，别让它再往下继续影响。"夫病已成而后药之"就相当于"乱已成而后治之"。已经生病了，然后再用药，就相当于灾难已经形成了再去挽救。很多人认为自己现在还年轻，有的耗，即使享受完了以后生病也没有关系。还有一句话，叫作"四十岁前用命挣钱，四十岁之后用钱养命"。这种想法是完全错误的，我们从现在开始就要彻底打消这个念头。

花钱买不来健康，生病了再去治，就好像"渴而穿井，斗而铸锥"。当渴了以后，再去挖井是来不及的；打起仗来以后，再去造兵器也是来不及的。所以，一定要在病还没有成形的阶段就及时把它控制住。

中医药文化启蒙教育系列教材·黄帝内经简明读本

出汗以后马上用凉水冲澡会对身体有害

出汗以后毛细血管充血，毛孔扩张，突然用凉水冲澡，毛孔会急剧收缩，对各种器官都会损伤。运动出汗后，可以用温水冲澡，最好是用稍低于体温的温水冲澡或沐浴，特别是在睡前进行。运动出汗后，做 5 分钟以上放松活动，再用温水冲澡。25℃以上温水可迅速放松肌肉，同时水中滴几滴风油精能帮助缓解疲劳。

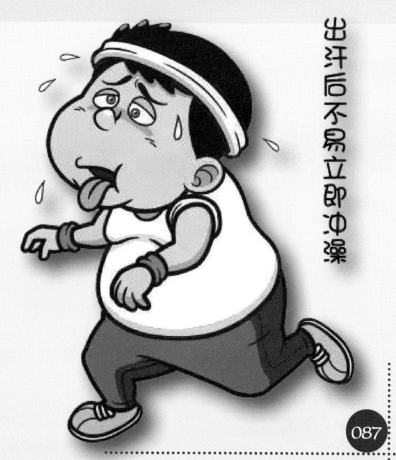

出汗后不易立即冲澡

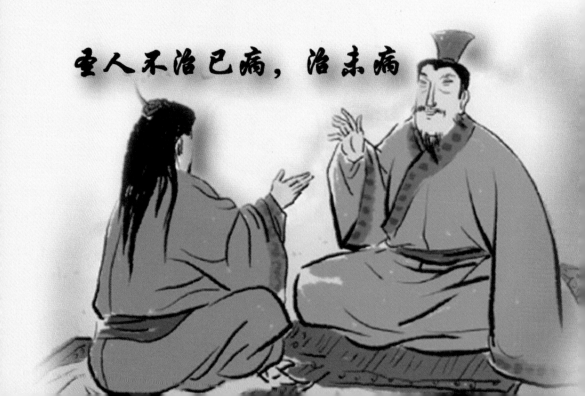

春三月，

此谓发陈。

天地俱生，

万物以荣，

夜卧早起，

广步于庭，

被发缓形，

以使志生，

生而勿杀，

予而勿夺，

赏而勿罚，

此春气之应，

养生之道也；

逆之则伤肝，

夏为寒变，

奉长者少。

——《素问·四气调神大论》

春季的三个月，谓之发陈，是推陈出新、生命萌发的时令。天地自然，都富有生气，万物显得欣欣向荣。此时，人们应该入夜即睡眠，早些起身，披散头发，解开衣带，使形体舒缓，放缓步子，在庭院中漫步，使精神愉快，胸怀开畅，保持万物的生机。不要滥行杀伐，多施与，少敛夺，多奖励，少惩罚，这是适应春季的时令，保养生发之气的方法。如果违逆了春生之气，便会损伤肝脏，使提供给夏长之气的条件不足，到夏季就会发生寒性病变。

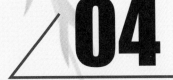

04

春季养生——生

春天是阳气上升的季节，是自然万物之生、长、化、收、藏中"生"的阶段。为适应自然界的这种变化，春季养生的核心是养"生气"。如何养"生气"呢？一则阳气上升，要促进阳气的生长；二则，人体中肝脏与春气相应，促进肝气的生发、疏泄，是养"生气"的重要方面。

1. 早早起床，少睡懒觉 人体阳气的生发和闭藏，是与睡眠密切相关的。当我们清醒时，阳气行于表，行于外；当我们入睡后，阳气行于内，行于脏。因此，想要使人体的阳气像自然界的阳气一样能够生发，就要减少睡眠时间。睡眠过多，极易使人体的阳气郁滞体内，不利于"春夏养阳"。但古代医家也强调，虽然春季要"晚睡早起"，早起也不要早于鸡鸣的时段，即不要在5点前起床；晚睡也不要晚于半夜子时，即不要在晚上11点后再睡。否则，也会对人体健康不利。

2. 郊外踏青最有益 古代大户人家，往往有很大的庭院或花园，在交通不便利、人们普遍穿着宽衣长袍的情况下，郊外踏青与晨起跑步的锻炼计划可能难以实行，所以在庭院里散步，是一种最为可行的运动方式。清代画家高桐轩写的《养生十乐》中有"漫步之乐"，说"起身静步于中庭，或漫游于柳岸花畦，心神焕然爽朗，胸怀为之一畅"，就是说的春季养生的方法。其精神实质，都是在强调在春天应有适度的户外运动。现代人自然不必拘泥于庭院散步的方式，晨起跑步，周末郊外踏青、放风筝、爬山等，均是极好的运动方式，这对阳气的生发、肝气的疏达，皆有良好的促进作用，可以有效地预防春季多发病——抑郁症的发生。

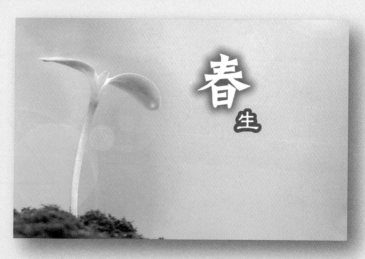

春
生

3. 穿宽缓的衣着 在周朝时，男、女儿时的发式均是自然下垂的，称为"垂髫"，但成年后就要束发。男子二十时要束发加冠，即将头发绾住后再用"冠"束住，故男性二十被称为弱冠之年。女子年十五束发加笄，表示成年，而一旦结婚，女的还要把头发盘成髻。因此，成年男女平时的头发均是紧箍的状态。《黄帝内经》认为，这一发式在春季，尤其是春季的晨起应稍加改变，使之处于披散的状态，这样才有助于阳气的升发。"披头散发"总被我们描述为一种不雅的形象，其实这种形象恰恰符合春季养生的要求。

古人的衣着也有其特殊性，据王力先生的《中国古代文化常识》介绍，我们现在裤子的完备形状和功能是在东汉时期才形成的。在西汉及之前的很长时间内，人们或穿类似于现代小孩子穿的开裆裤一样的衣服，或穿一种称为"裙"的服饰。这样的装束不利于阳气的生发，因此，便有了《黄帝内经》在春季养生要"披发缓形"之说。

虽然与古代相比，现代人的发式与衣着都发生了很大变化，但"披发缓形"的要求并不过时。现代人头发紧束的并不在少数，女孩子的马尾辫，成年女性的盘头，均是使头发紧束。同样衣着过分紧身的也并不少见，很多女性喜欢通过穿紧身衣、紧身裤来凸显优美的身姿，或限制脂肪的增加，但在春季，这种衣着就要改变一下，要以宽松、透气为主，这样有利于人体阳气的生发。

4. 要开心快乐一些，尤要戒"郁怒" 我们总在说"给予永远比索取快乐"，事实也证明，与周围人关系和睦者，往往心理健康、心情愉快；与周围人关系紧张者，心理精神则会抑郁。相对于其他方面的养生要求，如睡眠的要求、运动的要求等，《黄帝内经》在精神情志方面似乎着墨尤重，说明春天的精神调摄是所有养生方法中最重要的一环。这是由于春季肝气主令，通过良好的精神调摄，可以促进肝气的升发舒达，肝气舒畅则对周身气机的调畅有重要的促进作用，从而维持全身气血的正常运行。

各种不良的情绪在春季均易伤及肝脏，而春季尤其要注意不要"动怒"，因为情绪与五脏之间也有对应关系，"怒"为肝主的情绪，暴怒最易伤肝，迫使气血上逆，再与阳气升发的季节相合，极易出现肝阳勃发，而见到头晕目眩、急躁易怒，甚至晕厥等，即相当于高血压病，或脑中风病。从流行病学的调查结果来看，春季确实是脑中风的

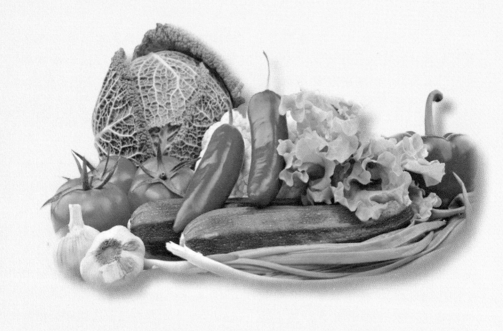

高发季节。而情绪"郁结"亦为春季的大忌，因为情绪郁结会导致肝气郁而不发，加重全身的郁滞症状，不但使阳气难以生发，而且极易导致抑郁症的发病。

5. 食物宜色青绿、味辛甘　这里说的绿色食物并不是现在所说的健康或卫生的天然食品，而是指青绿色的蔬菜，因为青色、绿色是入通于肝的。为养肝气，除眼睛多看绿色的景色外，饮食上也可以多食用一些绿色的蔬菜和水果，以助肝气的升发。同时，春季阳气上升，有很多人会出现一些火热上扰的征象，绿色的水果、蔬菜还可以清解虚火。

唐代药王孙思邈说："春日宜省酸，增甘，以养脾气。"意思是当春季来临之时，人们除了要少吃点酸味的食品之外，还要多吃甘甜的饮食，其原因一方面是因为甘味气性柔和，可使肝气柔和地生发；另一方面，甘味能补益人体的脾胃之气。脾胃是后天之本，人体气血化生之源。脾胃之气健壮，人可延年益寿。春为肝气当令，肝的功能偏亢，会影响脾胃的消化吸收功能。因此，为了预防肝木克土，出现脾胃之气的衰弱，要多食用甘甜的食物，如五谷中的糯米、黍米、燕麦、大枣，蔬菜中的冬葵、南瓜、胡萝卜、菜花、莴笋、白菜等皆为甘味。因此，甘味食品对于大多数人来讲，是适宜的春季食品。

夏三月，此谓蕃秀。

天地气交，

万物华实，

夜卧早起，

无厌于日，

使志勿怒，

使华英成秀，

使气得泄，

若所爱在外，

此夏气之应，

养长之道也；

逆之则伤心，

秋为痎疟，

奉收者少，

冬至重病。

——《素问·四气调神大论》

05

夏季的三个月，谓之蕃秀，是自然界万物繁茂秀美的时令。此时，天气下降，地气上腾，天地之气相交，植物开花结实，长势旺盛，人们应该在夜晚睡眠，早早起身，不要厌恶长日，情志应保持愉快，切勿发怒，要使精神之英华适应夏气以成其秀美，使气机宣畅，通泄自如，精神外向，对外界事物有浓厚的兴趣。这是适应夏季的气候，保护长养之气的方法。如果违逆了夏长之气，就会损伤心脏，使提供给秋收之气的条件不足，到秋天容易发生疟疾，冬天再次发生疾病。

夏季养生——长

夏季是一年中"长"的季节，在自然界表现为万物的茁壮与盛大，其内在本质，是自然界的阳气在这时达到最盛大的状态。因此，夏季的养生原则是要顺应阳气的这种特性，促进人体阳气的长养与发散，这就是养"长"气的含义；同时，基于心气通于夏，要注意长养心气。

1. 起居作息晚睡早起　夏季日照时间比之春季进一步延长，到了长夏季节，白天的时间为一年中最长的时候。白天时间长，意味着自然界阳气最盛，发散得最充分。因此，起居活动要顺应这种变化，《黄帝内经》说"夜卧早起，无厌于日"，就是要求我们睡眠的时间要减少，活动的时间要增加。并且，夏季昼长而炎热，容易使人倦怠而沉湎于睡眠中，所以，《黄帝内经》特意对此进行了提示，要尽量顺应

夏季的自然属性，多活动，少睡眠，促进阳气的长养。很多人可能都有这样的体验，夏季睡得越多，就越感到疲意、无力，精神怠惰，这是阳气和心气被抑制的表现。

由于夏季白天时间长，人体的阳气总处于一种发散的状态，午时为阳气最盛的时段，其发散的态势就更强。因此，很多体质偏弱的人，尤其是心阳虚，平时易于出现心悸、胸闷的人，极易在午时出现不适。调整的方法是，在夏季的中午进行适度的午睡，这样可以缓解一下阳气的过度发散；同时，中午11点到13点，是一天中心气主令的时段，适度的睡眠也可以养心气。每天中午睡眠的时间1小时左右为佳，不可太长，过长的午睡就违背了夏季的养生总则。

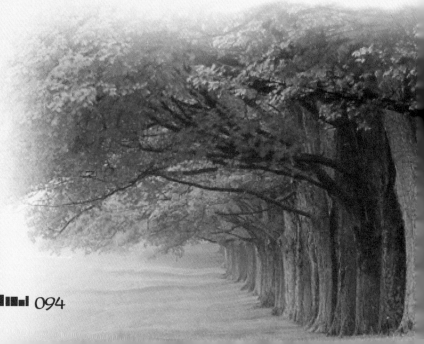

2. 精神调养饱满热情 在夏季，人们要注意保持精神积极、饱满的状态。只有保持这种饱满、热情的精神状态，才能促进阳气的生长，才与夏季养阳的要求相吻合。

另外，夏季阳气亢盛，气候炎热，极易情绪烦躁，动则怒气上冲，大怒又极易迫使阳气上逆于心胸及头面部，而出现脑中风及胸痹的危重病症。因此，在情绪上，夏季尤要"戒怒"。

3. 饮食减苦增辛慎寒凉 对于夏季的饮食，孙思邈在《备急千金要方》中提出要"减苦增辛"。因为按照《黄帝内经》理论，夏季心气盛而肾气虚，因此，应在饮食上减少入心之苦味，增加入肺之辛味。同时，苦味之品性主沉降，不利于夏季阳气的发散；而辛味之品性主升散，与夏季阳气发散的状态相吻合。有人主张夏季多食苦瓜，认为苦瓜有清解热的作用，但按照中医理论，苦瓜过食，对人体也有损害，这种损害主要体现在阳气受伤。因此，对于阳虚的患者，尤其要注意不要将苦瓜列为夏季的主要蔬菜。

夏天身体有"六怕"

夏天的高温不仅让你汗流浃背或昏昏欲睡，很多身体不适也因其而生。在生活中，夏天有6个细节最应注意。

眼睛最怕晒。在烈日下，眼睛是最脆弱的器官。眼睛喜凉怕热，不注意防晒，很容易提前老化，并引发各类眼疾。如果要在上午10点到下午4点外出，最好戴上太阳镜、帽子或打遮阳伞，太阳镜颜色以茶色、淡绿色防紫外线效果最佳；可以多吃点养眼的食物，比如桂圆、山药、胡萝卜、红枣等；夏天细菌繁殖快，尽量少用手揉眼睛；流水洗脸，可减少眼睛疾病。

颈椎最怕吹。颈椎对着空调吹，周围的软组织会产生病变，形成肌肉和皮下组织的慢性炎症，造成颈部持续痉挛、后背酸痛等后果。建议室内空调温度不要低于25℃，肩背部不要直对着空调，如果温度不能自行调节，可以在肩上搭个披肩，晚上洗个热水澡。

晨练最怕早。夏天天亮得早，不少人早早到公园去晨练。但夏季空气污染物最多，一般早晨6点前还未完全扩散。另外，日出之前，因为没有光合作用，绿色植物附近非但没有过多新鲜氧气，相反积存了大量的二氧化碳，对健康不利。因此，夏季晨练时间不宜早于6点。

肠胃最怕凉。夏天是肠道疾病的高发期，这个季节少吃太凉的东西，尤其早晨起床时和晚上临睡前。为了及时给"肠胃"保暖，吃凉拌食物时，不妨加点姜或芥末，可以暖胃、杀菌。

喝水最怕快。由于气温高，身体缺水速度也会加快，很多人习惯大口大口地喝水。如果喝水太快，水分会快速进入血液，在肠内被吸收，使血液变稀、血量增加，心脏不好，尤其是患有冠心病的人就会出现胸闷、气短等症状，严重的会导致心肌梗死。因此，夏天喝水不能太快，要少量多次。每次喝100～150mL，这样身体吸收得更好。也不能贪凉，10℃以上的温水对身体最好。

家里最怕灰。夏天闷热、湿度大，使得灰尘更容易附着在空气里，进入人的皮肤和体内。由于肉眼很难发现，人们常常疏于清理，它们长期漂浮在空气中，并大量附在物品表面，成为空气中尘螨及霉菌孢子的栖身地。这些脏东西会趁机进入呼吸系统，进而引发哮喘、鼻炎等多种疾病。建议夏天应增加清洁的次数，两三天打扫一次。

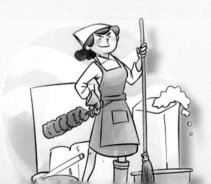

秋三月，

此谓容平。

天气以急，

地气以明，

早卧早起，

与鸡俱兴，

使志安宁，

以缓秋刑，

收敛神气，

使秋气平，

无外其志，

使肺气清，

此秋气之应，

养收之道也；

逆之则伤肺，

冬为飧泄，

奉藏者少。

——《素问·四气调神大论》

秋季的三个月，谓之容平，自然景象因万物成熟而平定收敛。此时，天高风急，地气清肃，人应早睡早起，和鸡的活动时间相仿，以保持神志的安宁，减缓秋季肃杀之气对人体的影响；收敛神气，以适应秋季容平的特征，不使神思外驰，以保持肺气的清肃功能。这就是适应秋令的特点而保养人体收敛之气的方法。若违逆了秋收之气，就会伤及肺脏，使提供给冬藏之气的条件不足，冬天就要发生飧泄病。

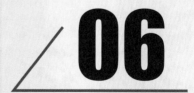

06

秋季养生——收

秋季是"收"的阶段，也是自然界和人体阳气开始收敛的季节。因此，在养生方面，饮食起居都要围绕着能促进阳气的收敛进行，这也是"秋冬养阴"的含义。同时，鉴于秋季燥邪为主，在生活上，亦应注意防止燥邪伤人。

1.早睡早起，与鸡俱兴 过了夏至，白天逐渐缩短，夜晚开始延长，这是阳气开始收敛的最明显标志。为顺应这种变化，睡眠也要随之调整：一则早睡，逐步促进阳气收敛的改变，并防止秋季寒露伤人；二则早起，以呼吸秋季清爽的空气。早起的具体时间，《黄帝内经》的标准是"与鸡俱兴"，即早起也不要早于鸡鸣阶段；否则，睡眠不足，无法促进阳气的收敛。

秋季的睡眠，除了早睡早起之

外，还要注意以下问题：一是刚从炎热的夏季度过，很多人会延续夏季开窗睡觉的习惯，但秋季往往开始昼热夜凉，夜间的凉风很容易伤及人体，使人罹患外感疾病。同时，由于秋季燥邪较甚，因此，秋季夜间睡

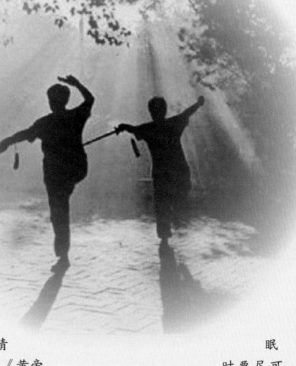

眠时要尽可能用鼻呼吸，闭嘴睡觉。否则，晨起之后，容易出现口舌干燥、咽喉疼痛、干咳少痰等燥邪伤肺的病证。

2.情绪平稳，心志安宁 在四

中医药文化启蒙教育系列教材·黄帝内经简明读本

季的精神调摄中,《黄帝内经》对春季和秋季两个季节似乎着墨尤多,其主要原因在于,这两个季节均是阴阳之气转换的时节,容易使人出现低落、忧郁、惆怅的情绪。"佳人伤春,才子悲秋",古代文人的诗词歌赋,有很多都是以悲凉的情怀咏叹秋季的。柳永《雨霖铃》谓"多情自古伤离别,更那堪冷落清秋节"。曹雪芹也有"已觉秋窗愁不尽,那堪秋雨助凄凉"的动人诗句。唐朝诗人杜甫,一生贫困潦倒,疾病缠身,且命运多舛,是中国历史上最著名的悲情诗人,其诗词对秋天尤其偏爱,不仅有"无边落木萧萧下,不尽长江滚滚来,万里悲秋常作客,百年多病独登台"这样的千古名句,《茅屋为秋风所破歌》这样的诗作名篇,而且其咏叹秋季的诗作或以秋言情的作品数量,达八十余首之多。到了晚年,凄苦多病的杜甫甚至达到每诗均言秋的地

步,真是合了"才子悲秋"之语。故《礼记·乡饮酒义》便直言"秋之为言愁也",南宋词人吴文英亦曰:"何处合成愁,离人心上秋。"

确实,从文字的构成来看,"愁"字,便是"秋"与"心"的相合,二者这种组合的起源绝对不是偶然的巧合,可以理解为中国古人早已把秋天的心情就做"愁"的含义了,可见,秋季带给人的是一种怎样的情感。

因此,《黄帝内经》在春秋季节的养生要求中,均格外强调对精神的调摄。春季的调养原则是要保持精神的愉快、舒展;而秋季则有所不同,在万木凋零、红消绿瘦的季节,人们保持愉快的情绪是很困难的,因此,只有保持情绪的平稳、收敛与淡泊,平静心志,以一种超然的姿态度过秋天,这样才能减少秋天的肃杀之气对人体的影响。

中国历来有九九重阳节登山赏

菊之习俗，这一习俗实有非常重要的养生保健意义。王维十七岁时曾写过一首名传千古的七言绝句《九月九日忆山东兄弟》，其中便涉及这一习俗，言："独在异乡为异客，每逢佳节倍思亲。遥知兄弟登高处，遍插茱萸少一人。"通过登高望远，开阔视野，怡悦情志，能很好地避免忧郁情绪的产生，对老年人顺利度过秋季至关重要。

3. 饮食减辛增酸性凉润　唐代药王孙思邈在《备急千金要方》中提出，秋季的饮食要"减辛增酸"。减少辛散之味，如饮食少用生姜、大葱、陈皮等调味料，并少吃或不吃麻辣火锅、牛羊肉等。增酸可多食用苹果、梨、石榴、芒果、柚子、葡萄、杨桃、山楂等酸性水果。同时，秋季气候干燥，多服用凉润之品可以有效预防燥邪伤人。

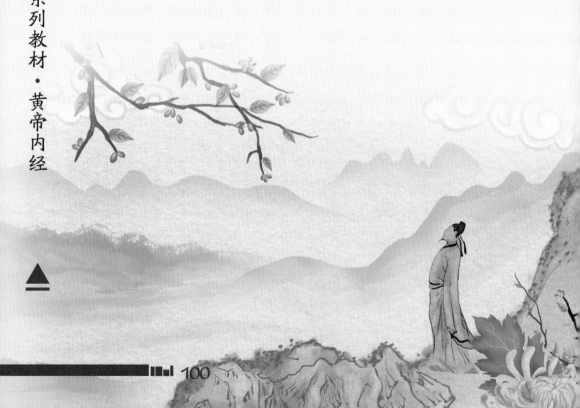

中医药文化启蒙教育系列教材·黄帝内经

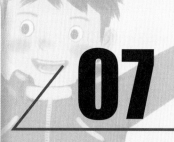

07

冬三月，

此谓闭藏。

水冰地坼，

勿扰乎阳，

早卧晚起，

必待日光，

使志若伏若匿，

若有私意，

若已有得，

去寒就温，

无泄皮肤，

使气亟夺。

此冬气之应，

养藏之道也；

逆之则伤肾，

春为痿厥，

奉生者少。

——《素问·四气调神大论》

　　冬天的三个月，谓之闭藏，是生机潜伏，万物蛰藏的时令。当此时节，水寒成冰，大地开裂，人应该早睡晚起，待到日光照耀时起床才好，不要轻易地扰动阳气，妄事操劳，要使神志深藏于内，安静自若，好像有个人的隐秘，严守而不外泄，又像得到了渴望得到的东西，把它密藏起来一样；要躲避寒冷，求取温暖，不要使皮肤开泄而令阳气不断地损失，这是适应冬季的气候而保养人体闭藏机能的方法。违逆了冬令的闭藏之气，就要损伤肾脏，使提供给春生之气的条件不足，春天就会发生痿厥之疾。

冬季养生——藏

在冬季，自然界和人体最主要的生理特点是阳气虚少，养生的主旨就要"藏"，即顺应这一季节的特点，保养、储存，甚至补充人体珍贵的阳气，这也是"秋冬养阴"的含义。

1. 多睡懒觉　冬季的起居应该是"早卧晚起，必待日光"。虽然有"早睡早起身体好"的养生谚语，但在冬天，可以稍加变通，虽然不必像虫类生物进行冬眠，但适度延长睡眠也是呼应自然界阴阳之气变化的一种方式。这样，不仅避免早晚更加寒冷的外邪侵入人体，而且，增加睡眠的时间，也能够促进人体

阳气很好地潜藏到体内。因为按照《黄帝内经》的观点，在睡眠时，人体的阳气进五脏，在醒来时，阳气由五脏出于四肢与肌表。睡眠是潜藏阳气、保护阳气非常重要的方式。

2. 收敛情志，变得沉稳一些　到了冬天，精神情志应该内敛一些，不要过分张扬和外向，最好能做到含而不露，好像把个人的隐私秘而不宣，又如得到渴望之珍品那样满足。这正和夏日里调养精神的方法截然相反。如何做到精神内敛呢？就是保持内心的恬淡，减少过多的欲望。也可以通过一定的养生活动来促进精神内守，如意守丹田，控制情志不要出现大的起伏，如大喜、大悲、大怒等。

3. 避风寒很重要　在冬季要

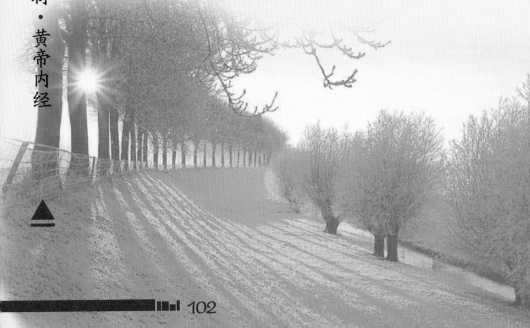

中医药文化启蒙教育系列教材·黄帝内经

"去寒就温"，即躲避寒冷，多接近阳气、热气。自古以来，中国北方寒冷地带的住房，不仅结构、质料致密，而且均是面南而立，即将门、窗均向南方开设。这样的房屋，一方面可以接受、容纳最多的阳光；另一方面，冬季寒风从北方而来，这样可以躲避寒冷风邪的侵袭，可以理解为是聪明的古人"去寒就温"的一种生活方式。《诗经》中有"塞向谨户"之说法，在古文中，"向"本指向北的窗户，把朝北的窗户堵塞好，把门也封严，准备过冬。

为了"去寒就温"，冬季穿衣也要注意保暖，最好把人体严严实实地包裹起来。不要裸露肢体、肌肤。

在寒冬尤其要注意脚的保暖。人体很多疾病，如胸痹、腰痛、腿痛、胃脘痛、腹泻、行经腹痛、月经不调、阳痿等，甚至积证，以及恶性肿瘤的产生，均源自寒邪侵入人体。而寒邪为阴性邪气，侵入人体易于从足部开始，即"寒从脚生"，因此，做好足部保暖对防止疾病的产生极为关键。慈禧太后的养生秘诀中就有"头要凉，脚要暖"之语，意为平素枕头最好能选用清凉之物，如绿豆皮、荞麦皮，掺入野菊花等物填充，甚至在夏季可以枕玉枕头来清头部虚热。因为阳气主升，人体的阳热之气最容易向头部升发，而出现头晕头痛等肝阳上

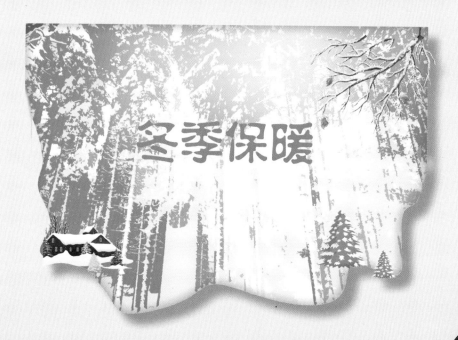

冬季保暖

亢的表现，因此，保持头部凉可以预防上部的很多疾病，如脑中风、风热目疾、耳部疼痛、咽痛等。而足部则相反，应时刻注意保暖，防止寒邪从足部侵入人体。在寒邪最甚的冬季，更要做好足部防寒保暖。这包括冬季鞋底要适当增厚，因为鞋底厚则鞋的防寒性能好；或者穿高腰皮鞋或长筒皮靴。对于易生冻疮的人应及早穿棉鞋，有脚汗的人宜选用透气较好的棉鞋和棉线袜等。当然，如果人们经常在闲暇之时去安静地晒晒太阳，对人体的阳气就更为有利。

4.动静相宜，运动有度 在冬季的运动，要求"无泄皮肤，使气亟夺"，主张在冬季要收敛动作，以休止安逸为主，避免出汗，因为汗出时皮肤汗孔开启，与自然界在冬季"闭藏"的要求不吻合。从这一点来说，冬练三九、冬泳等观念，均与《黄帝内经》的冬季养生理念存在一定的分歧，要慎行。

5.饮食宜温热、黑色食物，增

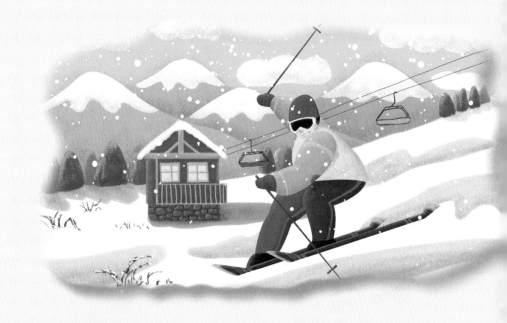

苦减咸 《黄帝内经》亦有"用寒远寒，食亦同法"的理论，即在饮食上，冬季要尽量少吃寒凉的食物，多吃温热性的食品，补益人体虚弱的阳气。因此，在冬季最好多食用辛温之品，如羊肉、牛肉、驴肉、鲜鱼等肉类，葱、姜、花椒、茴香、大枣等调料，以及萝卜、韭菜、桂圆、苹果等蔬菜水果。但同时，由于冬季天气寒冷，人的汗孔皆处于闭合的状态，补益阳气过盛，则容易导致阳郁于内而出现火热内生的病证。因此，在饮食上，注意补阳与滋阴、顺气结合，是最合宜的饮食。民间有"冬吃萝卜夏吃姜，不劳医生开药方""萝卜上了街，药铺不用开"的谚语，故冬季在食用补阳之品的同时，应多食用一些萝卜类通气的食品，并宜配食鳖、龟、鸭、鹅、藕、木耳等护阴之味。

由于肾在五行属水，其色为黑，属冬天，所以黑色的食品入肾，有益肾抗衰老作用。尤其在冬天，更应该养肾。因此，冬天应适当多吃黑桑椹、黑芝麻、黑米、黑豆、何首乌、熟地黄等黑色食品。

咸味食品多为寒性，最易伤阳，而人体阳气之根在肾，肾阳被伤，则人体各个系统都会出现疾病，所以冬季要少食咸味，首要的是要减少食盐摄入，饭菜以清淡为上；其次也要少吃或不吃海鲜类食品。因海味食物虽然鲜美，却多为咸寒之性，最易伤阳，毁人根本。而苦味是入心的，多为温性食品，可以养心阳、肾阳，故冬季无妨多食用一些苦味食物。

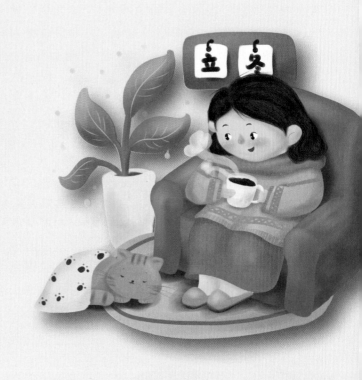

08

帝曰:

上古圣人作汤液醪醴,

为而不用何也?

岐伯曰:

自古圣人之作汤液醪醴者,

以为备耳!

夫上古作汤液,

故为而弗服也。

中古之世,

道德稍衰,

邪气时至,

服之万全。

帝曰:今之世不必已何也。

岐伯曰:

当今之世,

必齐毒药攻其中,

镵石针艾治其外也。

——《素问·汤液醪醴论》

黄帝道:上古时代有学问的医生,制成汤液和醪醴,但虽然制好,却备在那里不用,这是什么道理?

岐伯说:古代有学问的医生,他做好的汤液和醪醴,是以备万一的,因为上古太和之世,人们身心康泰,很少疾病,所以虽制成了汤液,还是放在那里不用的。到了中古代,养生之道稍衰,人们的身心比较虚弱,因此外界邪气时常能够乘虚伤人,但只要服些汤液醪醴,病就可以好了。

黄帝道:现在的人,虽然服了汤液醪醴,而病不一定好,这是什么缘故呢?

岐伯说:现在的人和中古时代又不同了,一有疾病,必定要用药物内服,砭石、针灸外治,其病才能痊愈。

嗜酒文人多短命

酒具有活血散瘀、通经御寒、舒筋活络、开结祛邪、消除疲劳等作用，古代用来养生保健及治疗简单疾病，已普遍使用。从中国古代诗词中那么大量地出现"酒"，就知道喝酒或嗜酒，是很多古代诗人的通病。

李白说"举杯邀明月，对影成三人"，没人陪伴对着月亮也要喝；苏轼就说"明月几时有，把酒问青天"，一有话题就要端着酒杯询问；李清照虽是女流之辈，酒一点都不少喝，"昨夜风疏雨骤，浓睡不消残酒"，过了一夜，酒劲都没下去。郭沫若在《李白与杜甫》一书中统计，李白总共作了1050首诗，与酒有关的有170首；杜甫的1400首诗中，有300多首与酒有关。看来酒真是他们创作灵感的源泉所在。但酒成就了他们的诗作，却败坏了他们的身体，所以唐宋诗人长寿的不多，李白活了62岁，杜甫活了56岁，李贺活了27岁，杜牧活了49岁，苏轼算比较重视养生，活了67岁。

当然说到喝酒对身体的损伤，还要说的一句是，喝酒危害的不仅仅是自己的身体，还往往会波及下一代。晋代诗人陶渊明就是一个很好的例子。据《宋书·隐逸传》载，陶渊明嗜酒，无论是谁到陶家串门，只要家里有酒，陶渊明就一定会拉住人家喝几杯。见酒必喝，一喝必醉是其生活的基本状态，在这种生活方式下，陶渊明的几个儿子，一个比一个弱智，看他写的一首《责子》诗：

白发披两鬓，肌肤不复实；
虽有五男儿，总不好纸笔；
阿舒已二八，懒惰固无匹；
阿宣行志学，而不爱文术。
雍瑞年十三，不识六与七；
通子垂九龄，但觅梨与粟；
天运苟如此，且进杯中物。

看着几个儿子一个比一个傻，陶渊明心灰意冷，说天意如此，我也只有喝酒消愁了。岂不知，可能就是由于他对酒的过分贪恋，才害得自己养了一大群弱智儿。明代大医学家张介宾在《类经》中就说："多饮者子多不育，盖以酒乱精，则精半非真而湿热胜也。"即强调饮酒多者，后人多门丁不旺，子代体质、智力均易低下，因为酒为辛热之性，不仅劫杀人体自身的真阴，而且易于伤及精气。

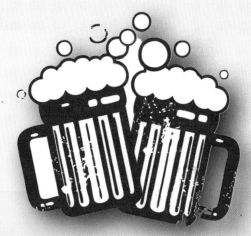

解酒有妙方

因为酒为辛热之性，发散性强，为阳热之品，所以性味酸凉属于阴性的水果等可解酒。

1.绿豆水：绿豆可解百药之毒，亦解酒毒。

2.甘蔗汁：甘蔗性甘凉，与酒之辛热性质相反，故有解酒之作用。

3.鲜梨汁：梨性甘寒，亦可解酒。

4.葛根花：葛根花解酒之用历代本草书上均有记载。可用葛花20g，煮水饮用。

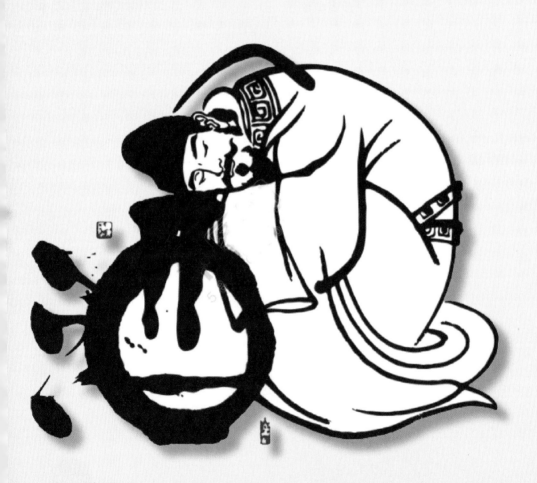

09

怒伤肝，

喜伤心，

思伤脾，

忧伤肺，

恐伤肾。

——《素问·阴阳应象大论》

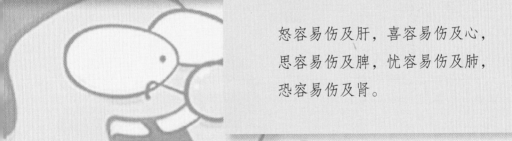

怒容易伤及肝，喜容易伤及心，
思容易伤及脾，忧容易伤及肺，
恐容易伤及肾。

情绪与生俱来

人在认识周围事物或与他人接触的过程中，对任何人、事、物，都不是无动于衷、冷酷无情的，而总是表现出某种相应的情感，如高兴或悲伤、喜爱或厌恶、愉快或忧愁、振奋或恐惧等。喜、怒、忧、思、悲、恐、惊七种情感，称"七情"。其中怒、喜、思、忧、恐称为五志，五志在正常范围内，不会引起什么病变。但是当人们的这些情绪太过时，就会影响到五脏。

怒是较为常见的一种情绪，它是由于某种目的和愿望不能达到，逐渐加深紧张状态，终至发怒。

喜指狂喜，旧时有所谓"四喜"：久旱逢甘露，他乡遇故知，洞房花烛夜，金榜题名时。这种突然的狂喜，可影响心的生理功能，导致"气缓"即心气涣散，从而使血运无力而瘀滞，出现心悸、心痛、失眠、健忘等一类病证。《儒林外史》中，描写范进中举，由于悲喜交集，忽发狂疾的故事，是典型喜伤心的病例。

思是集中精神考虑问题，但思虑过度也会导致多种病证。其中最易伤脾，脾胃运化失职，则食欲大减，饮食不化。现代医学研究证实，长期从事脑力劳动，大脑高度紧张的知识分子，易患心脑血管疾病和

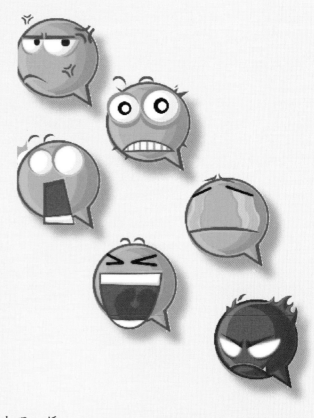

消化道溃疡病。

忧是指忧愁、苦闷、担心，是与肺有密切关系的情志。人在强烈悲哀时，可伤及肺，出现干咳、气短、咯血、音哑及呼吸频率的改变，以及消化功能严重受扰之症。《红楼梦》中，多愁善感、悲忧伤身的林黛玉，就是很好的证明。

恐是指恐惧不安、心中害怕、精神过分紧张。恐惧过度则消耗肾气，使精气下陷不能上升，升降失调而出现大小便失禁、遗精等症，严重的会发生精神错乱。

综上所述，七情太过可致病。太过，主要指两种情况：一种是情绪波动太大，过于激烈，如狂喜、盛怒、骤惊、大恐等突发性激烈情绪，往往很快致病伤人；另一种是七情持续时间太长、过久，也会伤人致病，如久悲、过于思虑、时常处于不良的心境，皆可积而成病。因此，面对任何事物都应保持良好

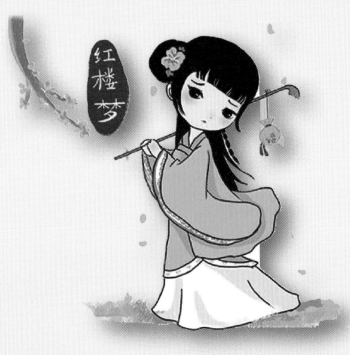

心态，注意对情志进行调节与疏导，及时排除怒、忧、悲、恐、惊、思等不良的情感刺激，保持心情舒畅，心理健康。

才貌双全的林黛玉，因其性格多愁善感、易猜疑，最终积郁成疾，呕血身亡。三国时期东吴大都督周瑜，因妒忌多疑、心胸狭窄，而被诸葛亮活活气死。与之相反的是跨世纪的女作家冰心老人，一生淡泊名利、崇尚简朴，不奢求过高的物质享受，在和谐的环境中与人相处，在微笑中勤奋写作。她的健康长寿、事业辉煌主要得益于开朗、豁达的性格。

失眠的自我调节——叩齿咽津法

　　失眠也是生气后易于出现的症状。当出现这种情况的失眠时，可以用叩齿咽津法进行调整。因为，齿为骨之余，由肾所主。人到中年之后，肾气渐虚，牙齿亦出现一定的松动。每日上下齿相叩 36 次，最好在晚上入睡前进行，可以补益肾气，强固牙齿，安神定志。并且，肾之液为"唾"，通过咽津，可以补充肾水，填充肾精，灌溉五脏。具体方法是，将舌抵上腭，等津蓄满口后咽下，最后发出咽然之声，咽下次数越多越好。就是一般失眠的患者，也可以使用这种方法，每晚睡前叩齿 36 次、咽津 12 次，自可安然入睡，不再感到长夜漫漫。

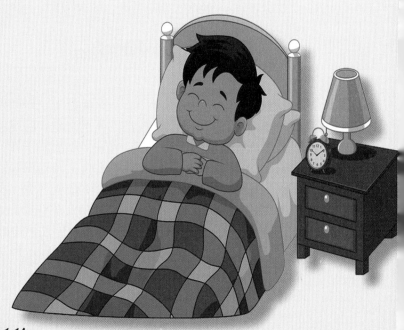

中医药文化启蒙教育系列教材·黄帝内经简明读本

10

毒药攻邪，

五谷为养。

五果为助，

五畜为益，

五菜为充，

气味合而服之，

以补精益气。

此五者，

有辛、酸、甘、苦、咸，

各有所利，

或散或收，或缓或急，或坚或软。

四时五脏，

病随五味所宜也。

凡毒药都可用来攻逐病邪，五谷用以充养五脏之气，五果帮助五谷以营养人体，五畜用以补益五脏，五菜用以充养脏腑，气味和合而服食，可以补益精气。这五类食物，各有辛、酸、甘、苦、咸的不同气味，各有利于某一脏气，或散，或收，或缓，或急，或坚等，在运用的时候，要根据春、夏、秋、冬四时和五脏之气的偏盛偏衰等具体情况，各随其所宜而用之。

——《素问·脏气法时论》

《黄帝内经》的饮食之道

五谷为养

五谷即主食，包括小米、小麦（面）、大米、黍、菽（豆类）。

小米：天下万物中最养人的应为小米。小米属于种子，而牛奶等属于衍生物，种子种下去可以收获无数。且小米为黄色，可以入脾，补脾效果最好。小米很养人，但也容易使人发胖，在山西、陕西等地，小米吃得多，大多数女人都丰乳肥臀。

小麦：古语言"冬至饺子夏至面"。小麦冬种夏收，得气多多。面食补心气第一，属于热性，夏天可以多食，因为夏天人们心火外泻得厉害，多吃面食可以强壮人体。

大米：偏凉性，晚上可以服用，以清凉顺气。可见，早晨起来喝小米粥，晚上喝大米白粥为宜。

黍：黍为黏米，热性更足，难以消化，过去穷人或长途跋涉的人会多食黏米糕，因为不容易饿。

豆类：豆类可以补精髓。冬天属收藏，可以多食用。在豆类中，黑豆最为养人。古人云"豆令人重"，但重是重在骨髓，不是发胖。

五菜为充

现在很多想减肥的人就把菜当作主食来吃，这是完全不对的。因为古人认为五菜是粮食饥荒时的补充食品，"五菜为充"就是说菜只不过是作为主食的一种补充而存在的，所以不能把菜当主食来吃。菜又称为"蔬"，蔬，"疏也"，可以疏通气机。所以，菜不可以切得太碎，它的纤维是个宝，慢慢咀嚼对人也有益处。

五果为助

现在一些女性有一个误区，认为只吃水果可以减肥。其实水果不能减肥，反而会增加人的体重。

水果长得滋润，胖胖的，都是为了滋养里面的核，核是种子，要是核也好吃的话，就早被人吃光了，所以核不好吃，甚至有点小毒，有毒都是为了自保，就如同好看的玫瑰要有刺一样…这就是大自然的奇妙啊。

所有的水果都是为了滋养核而存在，所以吃水果可以滋润人的皮肤但不能减肥。水果中，桃子性温热，宜多食；葡萄性凉，应该少吃。榛子等坚果是种子，对身体非常有好处，但身体弱、元气虚的人一吃这些能量大的东西就过敏，因为要多调元气上来消化它们，所以过敏反应又是人体功能的一个表现。

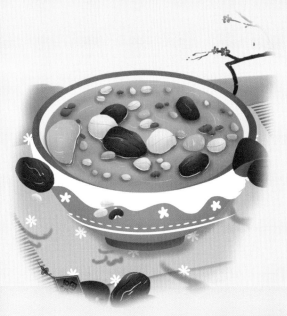

为什么要喝腊八粥呢

过了冬至，有一个节叫腊八，中国古人非常强调喝腊八粥。为什么要喝腊八粥呢？因为腊八粥里边几乎包含了五谷，如大豆、小豆、大米、小米，另外还有红枣、桂圆之类的。冬季时令与人体的肾脏相对应，而豆类从外形上很像肾，所以中医学认为豆类是入肾的。"豆令人重"，豆类实际上是补精髓的。精髓充足，人身体就好，所以要喝腊八粥。

另外，腊八这个时候还是深冬，没有新的粮食产生，人们吃的几乎全是种子的精华。还有一种现象：过去有钱人家会在腊八的时候施粥给穷人。这意味着不仅要强壮自己的身体，也要让劳动者强壮起来，好让他们在来年开春时有力量去劳作。

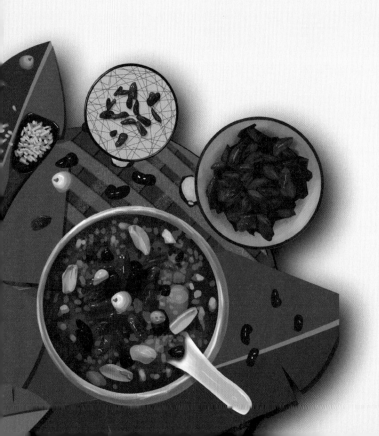